Ayuno intermitente para mujeres mayores de 50 años:

La guía definitiva para perder peso rápidamente, restablecer el metabolismo, aumentar su energía y desintoxicar su cuerpo

De Stella Waters

propietarios de las mismas, no afiliados con este documento.

CAPÍTULO 1.
ENTENDIENDO EL AYUNO
INTERMITENTE

¿Qué es el ayuno intermitente?

Primero necesitamos entender la distinción entre estado alimentado y estado de ayuno para saber cómo el ayuno intermitente nos guía a perder grasa.

Tu cuerpo está en un estado alimentado cuando está digiriendo y absorbiendo las comidas. Típicamente, cuando comienzas a comer, el estado alimentado comienza y dura de 3 a 5 horas mientras tu cuerpo absorbe y digiere la comida que recién comiste. Si estas en estado alimentado, es difícil para tu cuerpo quemar la grasa porque tus niveles de insulina están elevados.

Tu cuerpo entra en lo que se conoce como estado post-absortivo que dura de 8 a 12 horas, es entonces cuando entras al estado de ayuno. Es mucho más fácil para tu cuerpo quemar grasa en el estado de ayuno porque tus niveles de insulina son bajos.

Tu cuerpo puede quemar grasa que no ha estado disponible durante el estado alimentado cuando estas en el estado de ayuno.

Dado que no entramos en el estado de ayuno hasta 12 horas después de nuestra última comida, es atípico para nuestros cuerpos estar en este estado de quema de grasa. Esta es una de las razones por las que, sin cambiar lo que comen, que tanto comen o cuan a menudo se ejercitan, muchas personas que comienzan el ayuno intermitente pierden grasa. Ayunar pone a tu cuerpo en un estado de quema de grasa en el que rara vez estamos en un horario o programa normal de comidas.

Ejemplos de diferentes programas para el ayuno intermitente

Hay unas cuantas opciones diferentes para adoptar en tu estilo de vida si estas considerando intentar el ayuno intermitente.

Ayuno intermitente diario

La mayoría del tiempo yo sigo el método de ayuno intermitente Leangains, el cual comprende 16 horas de ayuno seguidas de 8 horas de periodo de comer. Martin Berkhan de Leangains.com, de donde el nombre se originó, popularizó este modelo de ayuno intermitente diario.

Cuando comiences tu periodo de comer de 8 horas no importa. Es posible comenzar a las 8 a.m. y parar a las 4 p.m. o puedes comenzar a las 2 p.m. y parar a las 10 p.m. Haz lo que funcione para ti. Para mi funciona mejor comer alrededor de la 1 p.m. hasta las 8 p.m. porque esos momentos me permiten comer con amigos y familiares el almuerzo y la cena. El desayuno es por lo general una comida que como por mi cuenta, así que no es un gran problema omitirlo.

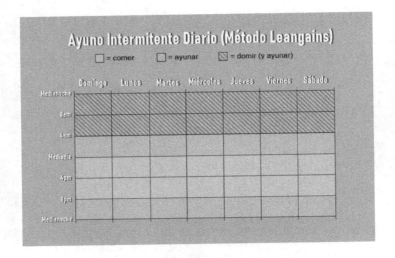

Es muy fácil adaptarte a este método de ayuno intermitente diario ya que se hace todos los días. Probablemente ya comas alrededor del mismo tiempo diariamente sin siquiera pensar en ello. Bueno, es lo mismo con el ayuno intermitente diario. Puedes aprender simplemente a no comer en ciertas horas, lo que es sorpresivamente fácil.

Una de las potenciales desventajas de este programa es que se vuelve difícil de comer las mismas cantidades de calorías durante la semana, dado que aquí usualmente tomas una o dos comidas en tu día. Para ponerlo simple, enseñarte a ti mismo a comer platos más grandes es difícil. La consecuencia es que muchos individuos

8

terminan perdiendo peso mientras intentan esta forma de ayuno intermitente. Todo depende de tus prioridades, puede ser algo bueno o algo malo.

Este también es un buen momento para decir que no soy un fanático de mi dieta, sin embargo, he practicado ayuno intermitente regularmente durante el último año. El 90% del tiempo me enfoco en desarrollar hábitos saludables para controlar mis acciones, así durante el otro 10% puedo hacer lo que se me antoje. Si voy a tu casa a mirar un partido de futbol y se ordena una pizza a las 11 p.m., ¿adivina qué? No me importa si estoy comiendo fuera de mi horario de comidas: me lo como.

Ayuno intermitente semanal

Hacer el ayuno intermitente una vez a la semana o una vez al mes es una de las formas más fáciles de comenzar el ayuno intermitente. El ayuno ocasional ha sido demostrado que contribuye con muchas de las ventajas de ayunar de las que hemos hablado. Aun así, incluso si no lo usas para disminuir calorías regularmente, ayunar también tiene muchos otros beneficios.

Un ejemplo de cómo el ayuno intermitente semanal puede hacerse está representado en el grafico debajo.

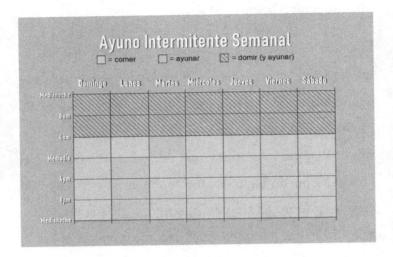

En este caso, el almuerzo es tu ultima comida del día el lunes. Entonces ayunas hasta el almuerzo del martes. La ventaja de este horario es que puedes comer cualquier otro día de la semana mientras que aun cosechas por beneficios de ayunar por 24 horas. Eres menos propenso a perder peso, porque solo restas dos comidas a la semana. Si quieres aumentar o mantener tu peso, esta es una buena elección.

En el pasado, he realizado ayunos de 24 horas (justo hice uno el mes pasado), y hay una gran variedad de combinaciones y elecciones que puedes hacer para hacerlo funcionar a tu tiempo. Un largo día de viaje o el día después de un día festivo, por ejemplo, son momentos perfectos para hacer un ayuno de 24 horas.

Tal vez la mejor ventaja de ayunar por 24 horas es superar la carga mental de ayunar. Si nunca has ayunado antes, completar tu primer ayuno exitosamente hará que entiendas que no te vas a morir si no comes por un día.

Ayuno intermitente en días alternativos

El ayuno intermitente en días alternativos requiere periodos más largos de ayunar durante la semana en días alternativos.

Por ejemplo, comes cena el lunes en la noche, como en el gráfico de abajo, y entonces no comes otra vez hasta el martes en la tarde. Comes todo el día el miércoles y reanudas el ayuno de 24 horas otra vez después de la cena el miércoles en la noche. Esto te ayuda a tener periodos te ayuno más largos, mientras consumes al menos una comida cada día de la semana.

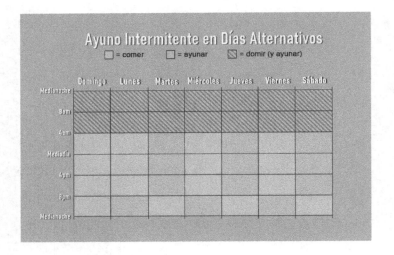

Esta forma de ayuno intermitente parece ser la más usada en estudios investigativos, pero en el mundo real, por lo que he visto, no es muy común. Yo nunca he intentado ayunar en un adía adicional, y no tengo intención de hacerlo.

La ventaja del ayuno intermitente en días alternativos es que te da un mayor tiempo en estado de ayuno que con el modelo de ayuno de Leangains. Hipotéticamente, los beneficios de ayunar serán mejorados por esto.

Yo, sin embargo, me preocuparé por comer lo suficiente en la práctica. Enseñarte a ti mismo a comer más constantemente es uno de los aspectos más duros del ayuno intermitente, basado en mi experiencia. Tal vez seas capaz de capaz de comer más en una comida, pero requiere preparación, un montón de cocinar y comer consistentemente aprender a hacerlo cada día de la semana. Es resultado es que la mayoría de los individuos que intentas el ayuno intermitente terminan perdiendo peso porque mientras que unas comidas son restadas cada semana el tamaño del resto de sus comidas permanece igual.

Esto no es una preocupación si estas intentando perder peso. E incluso si estas satisfecho con tu peso, si sigues tu plan de ayuno diario o ayuno semanal, esto no será un problema muy grande. Sin embargo, si ayunas varios días a la semana por 24 horas al día entonces va a ser duro comer lo suficiente en tus días de comer para compensarlo.

Como resultado, emprender un ayuno intermitente diario o ayuno intermitente de solo 24 horas una vez a la semana o una vez al mes es una idea segura.

Ayuno intermitente (AI) puede sonar como algo técnico, pero lo que implica es pasar largos periodos sin alimentos.

¿Por qué alguien querría hacer esto? Los entrenadores expertos argumentan que la practica ayudará a algunas personas a perder peso y mejorar su salud.

Pero el ayuno intermitente no es de dominio exclusivo de los fanáticos de las dietas. Cada día nosotros hacemos alguna forma de ello. Excepto que no lo llamamos como tal. Lo llamamos "dormir."

Así es. Podríamos decir que el tiempo desde tu ultima comida en la noche hasta tu primera comida del día siguiente es un intervalo de ayuno.

Es tan fácil como eso.

¿Cuál es el propósito de ayunar?

Aunque el nombre puede ser un descubrimiento reciente, no hay nada nuevo sobre el ayuno intermitente.

Ya sea por la noche, durante largos periodos de restricción de comida o por razones religiosas, los humanos a menudo ayunan.

Los datos muestran que el AI puede ayudar a prologar la vida, regular la glucosa en la sangre, controlar los lípidos en la sangre, disminuir el riesgo de enfermedades cardiovasculares, controlar el peso corporal, ayudarnos a ganar (o mantener) músculos, disminuir el riesgo de cáncer y mucho más cuando es realizado correctamente.

Ahora, estos estudios están aún en sus primeras etapas, así que todo esto tiene lugar a dudas.

Aun así, algunos resultados lucen positivos. Por eso es que muchos individuos han escogido poner a prueba el AI para probar el mundo del fitness.

Yo perdí peso y grasa del cuerpo, retuve músculos y me las arreglé para hacer lo de forma que se sintiera manejable. Oye, ¡presentación! Aun así, el ayuno intermitente no es para todo el mundo.

Mientras que el ayuno intermitente ha funcionado para mí, no es un buen partido para todos.

Inicialmente, el ayuno intermitente no es otra forma de decir "paseo gratis". No te ayudará a perder grasa o mejorar tu salud al omitir comidas aleatoriamente mientras tienes una dieta alta en comidas procesadas.

Sin embargo, no hay forma "correcta" de hacer el ayuno intermitente; hay cierta cantidad de atención a detalles nutricionales en cada protocolo decente.

Para hacer el trabajo, tienes que estar preparado. Algunos piensan que el AI muy inconveniente o difícil de practicar.

Y para otros, el riesgo supera cualquier posible ventaja. En realidad, el AI puede ser muy peligroso para algunos individuos. Tu probablemente quieras saber si entras en esa categoría de individuos antes de saltarte tu próxima comida.

Ayuno intermitente: Luz verde

En mi experiencia, con el ayuno intermitente, eres más probable de tener éxito si:

- Tienes un historial de monitorear calorías y comidas (por ejemplo: si has hecho dietas antes).

- Eres una deportista consumada.

- Estas soltera o no tienes hijos.

- Tu compañero es increíblemente colaborativo (si tienes uno).

- Tu trabajo te permite tener una baja presencia cuando te adaptas a nuevas estrategias.

- Si eres un chico.

Las primeras cinco variables harán más simple construir protocolos en tu estilo de vida, mientras que los resultados tienen a estar influenciados por la ultima condición (ser hombre).

Ayuno intermitente: Luz amarilla

Mientras tanto, quizá quieras proceder con precaución si cumples con los siguientes criterios:

- Estas casado o tienes hijos.

- Tienes trabajos que requieren alta presentación o atención al cliente.

- Juegas en deportes como atletismo.

- Eres una mujer.

Una vez más, las primeras tres condiciones lo hacen mucho más difícil y pueden hacer impráctico para ti obedecer los protocolos de AI. Aún más, intentar ayunar puede afectar tu desempeño.

Y por la ultima condición, algunos experimentadores dicen que, para las mujeres, personas con insomnio, ansiedad, ciclos irregulares y otros signos de hormonas irregulares son causado por ayunar.

De hecho, en los modelos estrictos de ayuno intermitente, las mujeres parecen hacerlo peor que los hombres. Así que, si eres una mujer y quieres intentar ayunar, te sugiero comenzar con un enfoque relajado.

Ayuno intermitente: Luz roja

Finalmente, algunos individuos no deben molestarse en lo absoluto con el ayuno intermitente. No lo intentes sí:

- Estas embarazada.
- Tienes un historial de consumir alimentos desordenados.

- Estás bajo estrés crónico.

- No estas durmiendo bien.

- Eres nuevo para comer bien y ejercitarte.

Si eres nuevo para ejercitarte y las dietas, el ayuno intermitente puede lucir como una mágica varita para perder leso. Pero antes de que comiences a jugar con esto, debes arreglar mejor cualquier deficiencia dietética. Asegúrate de primero comenzar con un fuerte base nutricional.

Las mujeres embarazadas tienen requerimientos extra de energía, así que ahora no es el momento para ayunar si estas comenzando una familia.

Veta esto si estas bajo/o no estas durmiendo por estrés crónico. Tu cuerpo necesita nutrientes, no estrés extra.

Y si has sufrido en el pasado de desórdenes alimenticios, probablemente entiendes que un régimen de ayunos puede hacerte caer de nuevo en un camino que puede causarte problemas adicionales. ¿Por qué jugar con tu bienestar? Puedes ganar beneficios similares de otras formas.

¿No es un buen partido o una buena pega para ti? Cuando el ayuno intermitente no es una buena idea para ti, ¿cómo puedes ponerte en forma y perder peso?

Conocer los principios básicos de comer bien. Es de lejos lo mejor que puedes hacer para tu salud y bienestar.

Cocina y come comidas en su totalidad. Ejercítate regularmente. Permanece consistente. Y si quieres guía alguna para hacerlo, encuentra un mentor o un entrenador.

Diablos, incluso si decides hacer ayuno intermitente la última parte se aplica.

Aunque la experimentación por uno mismo está bien, aun mejor es la experimentación guiada, especialmente cuando un entrenador experimentado está supervisando.

CAPÍTULO 2.
LAS VENTAJAS DEL
AYUNO INTERMITENTE

1. Pérdida de peso

La mayoría de los individuos pierden peso con el AI. Y, al menos a corto plazo, parece que se mantiene. Hay posibilidades de que cualquier versión de AI contribuya con la pérdida de peso, de acuerdo con un artículo publicado en agosto de 2015 en el "Diario de la Academia de Nutrición y Dietética". Los investigadores examinaron datos de 13 estudios y encontraron que por un ensayo de dos semanas el primero de pérdida de peso varió de 1,3% a 8% para un ensayo de ocho semanas.

Si estas esperando perder peso rápidamente, son probablemente buenas noticias, pero el hecho es que esos estudios fueron a corto plazo, lo que significa que es incierto si el AI es rentable y puede ayudarte a mantener esas libras extra fuera a largo plazo.

La otra trampa: La cantidad de pérdida de peso no parece ser mayor que la que esperarías con cualquier otra dieta de restricción de calorías, e incluso puedes ganar peso, dependiendo de cuantas calorías comas por día. La dieta no prohíbe comidas con altas calorías después de todo.

2. Reduce la presión sanguínea

A corto plazo, el AI puede ayudar a disminuir la alta presión sanguínea. Una investigación publicada en "Dieta y Envejecimiento Saludable" en junio de 2018 demostró que el método 16:8 bajaba significativamente la presión arterial sistólica entre los 23 participantes en el estudio. De acuerdo con un estudio publicado en marzo de 2019 en "Nutrientes", la relación ha sido demostrada tanto en estudios animales como en humanos. Y un estudio de octubre de 2019 publicado en el "Diario Europeo de Nutrición" encontró que el AI lleva a mejores reducciones de la presión arterial sistólica que otra dieta que no requiere horas fijas de comidas.

Es crucial tener presión sanguínea saludable, los niveles no sanos pueden incrementar el riesgo de enfermedades de corazón, derrames y enfermedades de riñón.

Pero el estudio hasta ahora ha mostrado que estas ventajas de presión sanguínea duran solo mientras el AI es efectuado. Investigadores encontraron que las lecturas de presión sanguínea volvieron a sus niveles originales después de que la dieta terminara y los individuos retornaran a comer normalmente.

3. Reduce la inflamación

Estudios animales han demostrado que los niveles de inflamación pueden ser reducidos tanto por el AI como por la restricción general de calorías, aunque los ensayos clínicos son pocos y lejanos entre sí. Cincuenta participantes que estaban ayunando para Ramadán, la fiesta musulmana, lo que involucra ayunar desde el amanecer hasta el atardecer y comer toda la noche, fueron involucrados en el estudio. El estudio demostró que los marcadores proinflamatorios fueron más bajos que lo usual durante el periodo de ayuno, presión sanguínea, peso corporal y grasa corporal.

4. Disminuye el colesterol

Ayuno en días alternativos puede ayudar a bajar el colesterol total y el colesterol malo (LDL) cuando se hace en combinación con ejercicios de resistencia, de acuerdo con un estudio de tres semanas de duración. De acuerdo con el Centro para el Control y Prevención de Enfermedades, el colesterol LDL es el colesterol malo que puede aumentar el peligro de enfermedades al corazón o paros cardiacos. De acuerdo con la Clínica Mayo, los investigadores también notaron que el AI reduce la presencia triglicéridos, que son grasas encontradas en la sangre que pueden resultar en derrames, ataque al corazón o enfermedades del corazón. Lo negativo aquí es que la investigación fue breve, así que más investigación es requerida para entender mejor si los efectos del colesterol por el AI son duraderos.

5. Mejores resultados para los

supervivientes de un accidente cerebrovascular

Para ayudar a reducir tu riesgo de derrames cerebrales, los niveles saludables de colesterol y naja presión sanguínea (dos beneficios visto arriba) juegan un rol importante. Pero esta no es la única ventaja de AI relacionada con accidentes cerebrovasculares. Un artículo en "Medicina Cerebrovascular Experimental y Traslacional" encontró que un mecanismo de protección para el cerebro puede ser provisto por el AI y la reducción de calorías en general. Parece ser que comer saludable puede prevenir que este accidente cerebrovascular deje lesiones cerebrales fatales en el cerebro. Los investigadores dicen que futuros estudios son necesarios para determinar si la recuperación puede ser impulsada por seguir AI luego de un derrame.

6. Función cerebral mejorada

El Dr. Gottfried dice que el AI puede mejorar la atención y la agudeza mental. Y hay evidencias que apoyan esta idea: Un estudio publicado en "Biología y

Medicina Experimental" en febrero de 2018 en ratas demostró que este puede ayudar a proteger contra la pérdida de memoria que viene con la edad. El AI puede fortalecer los lazos o los tejidos en el hipocampo del cerebro y también proteger contra placas amiloides vistas en pacientes con Alzheimer, de acuerdo con el estudio de salud Johns Hopkins. Sin embargo, esta investigación fue conducida solo en animales, así que todavía es incierto si las ventajas se aplican a los humanos.

7. Protección contra el cáncer

De acuerdo con una reseña de una investigación publicada en "El Diario Americano de Nutrición Clínica", algunos estudios han demostrado que ayunar en días alternativos puede reducir el riesgo de cáncer el disminuir el crecimiento de linfoma, limitando la supervivencia de tumores y ralentizando el crecimiento de células cancerígenas.

Sin embargo, todos los estudios en animales fueron los que mostraron los beneficios contra el cáncer, y más investigación es necesaria para confirmar estas ventajas en humanos y explicar el mecanismo detrás de estos resultados.

8. Aumento de la rotación de células

En otras palabras, un descanso de comer y la digestión permite al cuerpo una oportunidad de regenerar y librarse de la basura dentro de las células que puedan acelerar el envejecimiento. Gottfried dice que el tiempo de descanso involucrado en el ayuno intermitente promueve la autofagia, la cual es una función crucial de detoxificación en el cuerpo para limpiar las células dañadas.

Un estudio publicado en "Nutrientes" en mayo de 2019 encontró que los periodos de alimentación limitados incrementan la expresión del gen de autofagia LC3A y la proteína mTOR la cual regula el crecimiento, dichos tiempos fueron descritos como comer entre 8 a.m. y 2 p.m. Este estudio fue limitado, involucrando cuatro días para solo 11 participantes. Otra investigación publicada en "Autofagia" en agosto de 2019 también notó que la restricción de comida es una buena forma reconocida de promover la autofagia, específicamente la autofagia neuronal, la cual puede proveer al cerebro con beneficios protectores. Sin embargo, existen limitaciones con este estudio: fue desarrollado en ratones y no en humanos.

9. Reduce la resistencia a la insulina

En personas con diabetes, Gottfried sugiere que el ayuno intermitente puede ayudar a estabilizar los niveles de azúcar en la sangre porque restablece la insulina, aunque más estudios son necesarios. De acuerdo con un estudio publicado en "Nutrientes" en abril de 2019, la idea es que restringir calorías puede mejorar la resistencia a la insulina, la cual es un marcador o señal de diabetes tipo 2. El estudio notó que, ayunar, así como los tipos asociados de ayuno intermitente, impulsan una disminución en los niveles de insulina, lo cual juega un rol importante para reducir el riesgo de diabetes tipo 2. Al respecto Lowden dice "en otras instalaciones, tengo colegas que han visto resultados positivos, particularmente al mejorar las necesidades relacionadas con la insulina en diabéticos".

Este efecto fue investigado en humanos en el estudio arriba publicado en "Nutrición y Envejecimiento Saludable". Mientras que un enfoque en el método 16:8 resultó en reducción de los niveles de insulina, los resultados no fueron significativamente diferentes de aquellos del grupo de control. Y, una vez más, este estudio fue pequeño.

Dietistas registrados aconseja a los individuos con diabetes para acercarse al ayuno intermitente cautelosamente. Puede haber un alto riesgo de baja azúcar en la sangre, lo que puede ser mortal, para personas con ciertos medicamentos de diabetes tipo 2 o aquellos con insulina (ya sea al manejar azúcar en la sangre para diabetes tipo 2 o tipo 1). Revisa con tu doctor si tienes cualquier tipo de diabetes antes de intentar el ayuno intermitente.

10.   Mayor riesgo de problemas cardiovasculares

De acuerdo con el reportaje de "Nutrientes", cuando los niveles de insulina disminuyen el riesgo de serios eventos cardiovasculares como insuficiencia cardíaca congestiva, es también significativo para pacientes con diabetes tipo 2 dado que, de acuerdo con la Asociación Americana de Corazón, estos son dos o cuatro veces más probable que los adultos sin diabetes a morir de una enfermedad cardiaca.

El estudio en "Nutrientes" notó que a pesar de que no hay estudios en humanos para validar los efectos, estudios observacionales han demostrado que el AI puede proveer tanto beneficios cardiovasculares como metabólicos. Los parámetros metabólicos cambian, así como los bajos niveles de triglicéridos y una disminución en los niveles de azúcar en la sangre, resultando de una pérdida de peso y puede ser logrado independientemente de cómo se haya perdido dicho peso, por ejemplo, tanto si hubiese sido por AI como con una dieta baja carbohidratos.

11.   Mayor longevidad

Unos cuantos estudios en animales y roedores han demostrado que el AI puede extender el tiempo de vida, posiblemente porque el ayuno parece construir resistencia con las enfermedades relacionadas con la edad. En junio de 2019, una reseña publicada en "Informes Actuales de Obesidad" notó que mientras que estos hallazgos son prometedores, han tenido dificultad para replicarlos en estudios humanos. Es mejor ser escéptico sobre esta potencial ventaja hasta que pase.

12.   Mejores noches de sueño

Sabes que una dieta puede afectar la vigilia y la somnolencia si alguna vez has sentido que caes en un coma de comida después de una larga comida. Como resultado de practicar esta forma de comida, algunos seguidores del AI reportan ser capaces de dormir mejor. "El sueño puede ser afectado por el AI y los tiempos de comida" dice Rose-Francis. ¿Pero por qué?

Una teoría es que el AI influencia el ritmo circadiano, el cual define el ritmo de sueño. Un ritmo circadiano controlado significa que puedes dormir fácilmente y despertarte refrescado, pero de acuerdo con un artículo publicado en "Naturaleza y Ciencia del Sueño" en diciembre de 2018, los investigadores que poyan esta teoría son limitados.

La otra hipótesis se enfoca en que para el momento en que tocas la almohada, al haber tenido tu ultima comida temprano en la tarde significa que ya ha sido digerida. De acuerdo con la Fundación Nacional del Sueño, la digestión es mejor lograda mientras estas levantado, e irte a dormir con un estómago lleno puede provocar reflujo ácido o acidez a la hora de acostarse, lo que puede hacer más difícil quedarse dormido.

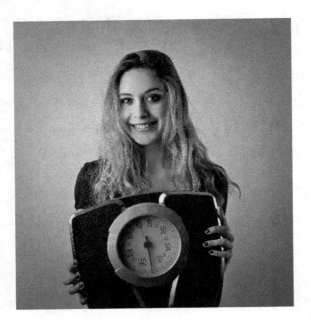

CAPÍTULO 3.
LA CIENCIA DETRÁS DEL AYUNO INTERMITENTE Y CÓMO HACER QUE FUNCIONE PARA TI

Mientras que hay evidencia científica para las ventajas del ayuno intermitente, de acuerdo con el investigador líder Satchin Panda, no es ni una vía rápida ni una garantía segura. Panda, un profesor de biología circadiana en el Instituto Salk de Estudios Biológicos de La Jolla, California, pasa su carrera estudiando los complejos procesos bioquímicos del cuerpo. El investiga en ratones e individuos sugieren que el ayuno intermitente, incluyendo la pérdida de peso, puede beneficiar la salud humana en varias formas.

Pongamos una cosa clara antes de volcarnos en toda la ciencia: no hay una sola forma de hacer el ayuno intermitente. Encontrarás un menú de opciones, cada una con sus proponentes, si buscas por ello. Hay la dieta 5:2 para ayunar dos días de la semana, los cuales involucran comer pocas calorías (alrededor de 500 o 600), seguido de cinco días de comida normal. O hay ayuno en días alternativos, lo que significa comer normalmente y entonces al día siguiente no comer nada o solo 500 calorías.

En esencia, todo método de ayuno intermitente está basado en la misma idea: Tu cuerpo usará su grasa almacenada para energía cuando reduces tu ingesta calórica. Pero la posibilidad de que es fácil para las personas limitar las calorías por periodos de tiempo limitados en lugar de por días, semanas y meses requeridos por las dietas convencionales, hace que el ayuno intermitente sea diferente de simplemente reducir calorías. Además, hay muchos efectos positivos adicionales del tipo particular de ayuno intermitente que Panda ha estudiado.

Panda se ha enfocado en la técnica del ayuno intermitente, conocida como comer en tiempos limitados. En este formato, dentro de una ventana de 8 a 12 horas, una persona consume todas las calorías del día. Digamos que tú usualmente comienzas tu día a las 7 a.m. con la primera taza de café y eventualmente terminas alrededor de las 11 p.m. con palomitas y una bebida. Puedes cambiar a desayunar en la mañana, incluyendo café, comida de tiempo limitado y terminar con tu cena para las 6 p.m. De esta forma, dentro de 10 horas, has consumido todas tus comidas, y definitivamente renuncias a las calorías de los postres, meriendas y alcohol. Pero esta no es toda la historia.

Parece ser que alimentarse en tiempos restringidos hace para por tu cuerpo que solamente reducir el consumo de calorías. Un estudio de 2012 que Panda y sus colegas hicieron con ratones primero sugirió esto. Tomaron dos grupos de ratones genéticamente idénticos y los alimentaron con la misma dieta, baja en proteínas, alta en grasa y azúcar simple y, básicamente, la versión para ratones de la dieta estándar americana.

Aunque ambos grupos les fue dada la misma cantidad de comida, un grupo tuvo acceso a la comida por 24 horas y el otro grupo tuvo acceso a la comida solo por 8 horas. Los ratones son nocturnos, usualmente duermen durante el día y se alimentan en la noche. Pero cuando a un grupo le es dado acceso a la comida a toda hora, estos ratones comienzan a comer más durante el día también, cuando normalmente deberían estar dormidos.

Los ratones que fueron capaces de comer a toda hora mostraron signos de resistencia a la insulina después de 18 semanas y tuvieron daño en el hígado. Pero no hubo estas condiciones para los ratones que comieron en la ventana de 8 horas. Estos también pesaban 28% menos que los ratones con acceso a la comida constante, esto, aunque ambos grupos consumieron el mismo número de calorías al día. "Fue una cosa un tanto sorprendente" dijo Panda. Hasta entonces, él decía que él y otros investigadores habían pensado que el número total de calorías era lo que determinaba el aumento de peso, en lugar de cuando esta era comida.

Con tres grupos extra de ratones, su equipo repitió el experimento y obtuvo los mismos resultados. Para diferentes tipos de comidas y diferentes ventanas de comidas de hasta 15 horas, los resultados se mantuvieron, aunque, interesantemente, la ventana más corta fue en la que los ratones ganaron menos peso. También ganaron menos peso cuando los ratones para comer a tiempo restringido fueron cambiados a no tener restricción por dos días a la semana o lo que Panda llama "tener el fin de semana libre", entonces los ratones se les permitía comer por 24 horas al día.

El equipo de Panda lo intentó entonces de otra forma: tomaron los ratones que habían ganado peso debido a no tener prohibiciones para comer y los cambiaron a comer a tiempo restringido. Estos ratones perdieron peso y lo mantuvieron por 12 semanas hasta el final del estudio, a pesar de comer las mismas calorías. También disminuyo su resistencia a la insulina, la cual es creída que está relacionada con la obesidad, aunque la asociación aun no es entendida por los científicos. Por supuesto, el cuerpo humano es más complicado que un ratón, dice Panda, pero estos experimentos fueron el primer indicativo de cuan vital los horarios pueden ser en lo que se refiere a como nuestros cuerpos usan la comida.

Los científicos han descubierto en años recientes que muchas de las funciones del cuerpo humano están relacionadas con los ritmos circadianos. Por ejemplo, la mayoría de nosotros sabe que tener la luz del sol de temprano en la mañana es beneficioso para nuestro sueño y humor y esa exposición a la luz de nuestro teléfonos o computadoras a las 9 p.m. interrumpe el sueño de nuestras noches. "Similarmente, la comida puede nutrirnos en el momento correcto, y la comida saludable puede ser comida chatarra en el momento equivocado", dice Panda. Es procesado como grasa en lugar de combustible, lo que tiene sentido si exploras los principios básicos de cómo opera el metabolismo en los humanos.

Ingesta a tiempos restringidos provee a nuestro cuerpo con más tiempo para usar la grasa. Nuestro cuerpo usa carbohidratos para energía cuando nos alimentamos, y si no los necesitamos en el momento, estos son almacenados como glucógeno en el hígado o convertido en grasa. Nuestro cuerpo tiende a funcionar con glucosa de los carbohidratos que nos consumimos por unas pocas horas antes de aprovechar el glucógeno almacenado, o carbohidratos, en el hígado después que hemos completado la comida del día. El glucógeno dura por varias horas, que es cuando nuestro cuerpo comienza a utilizar su grada almacenada, antes de agotarse unas ocho horas después de que dejamos de alimentarnos.

En este modo de quema de grasa de nuestro metabolismo, gastamos más mientras acortamos nuestra ventana de comidas y prolongamos nuestra ventada de ayuno. Pero volvemos al otro modo y comenzamos a quemar carbohidratos y almacenar glucógeno y grasa cuando comemos de nuevo, incluso si es solo café con un poco de azúcar o leche. Así que, si terminar de comerte tu merienda nocturna a las 10 p.m., tu cuerpo dejara de quemar glucógeno alrededor de las 6 a.m. y comenzara a quemar grasa. Has dado a tu cuerpo tres horas extra para usar la grasa como combustible si normalmente desayunas a las 6 a.m. y lo cambias a las 9 a.m.

Panda siguió con sus pruebas de comida restringida en humanos y encontró que había potencial también. Él y sus colegas intentaron poner pequeños grupos de personas por 16 semanas en un programa de comida restringida en 2015. Interesantemente, los investigadores no ofrecieron instrucciones de dieta o guía alguna a estos individuos. En su lugar, los sujetos les fue dicho que seleccionaran una ventana de 10 a 12 horas para consumir todas sus comidas. Ellos tomaron fotos de sus comidas mientras la comían y la enviaron a los investigadores. Los sujetos mostraron una pequeña cantidad de pérdida de peso después de 16 semanas en un promedio de solo 8 libras cada uno. Pero de acuerdo con Panda, estos reportaron tener mejor sueño, más energía en las mañanas y menos hambre a la hora de dormir, implicando que las comidas en tiempos restringidos "realmente tienen un impacto sistemático en el cuerpo humano". Mientras que en algunos individuos fue algo muy pequeño como para sacar conclusiones, los investigadores encontraron reafirmante que esta intervención parecía ser fácil de introducir y mantener para los sujetos.

Potencial para evitar diabetes ha sido demostrado por la alimentación en tiempos restringidos. En un estudio de 15 hombres en riesgo de diabetes tipo 2 conducido por

Panda, él y su equipo encontraron que los hombres mostraron un pico más bajo de glucosa en la sangre después de prueba, una señal de aumento de la sensibilidad a la insulina, después de una semana de limitarlos a comer dentro de una ventana de 9 horas. Puede ayudar a bajar el colesterol también. Panda y sus colegas tuvieron 19 individuos en otra prueba, la mayoría de los cuales fue con medicaciones para reducir el colesterol y la presión sanguínea o tratar la diabetes, limitando su tiempo de comida. Estos bajaron su colesterol en un rango de alrededor 11% después de 12 semanas de comer en una ventana de 10 horas.

Aún más, Panda revisó un año después y encontró que en un periodo de 8 a 11, aproximadamente tres cuartos de los sujetos seguían comiendo de esta forma voluntariamente. "Fue gratificante que por algún tiempo fueran capaces se sostener esto", dijo Panda. Eso es buenas noticias, dado que un tercio o la mitad de los dietistas últimamente retoman más peso de lo que perdieron.

De acuerdo con Panda, así es como puedes practicas alimentarte en tiempos restringidos. Aunque algunos planes de ayuno intermitente permiten a las personas tener cantidades ilimitadas de café y té durante el día, él dice que debes tomar solo agua durante tu ventana de ayuno. Esto significa no té, café o té de hierbas, todo lo cual puede alterar la química de la sangre, razón por la cual los exámenes médicos de sangre no son permitidos durante este periodo.

Después que despiertes, Panda sugiere que tome simple agua caliente, puede darte algunos de los mismos efectos calmantes del café. Por supuesto, él dice que está bien tener café negro si debes estar alerta en la mañana, pero mantente alejado de cualquier tipo de azúcar, miel crema u otros edulcorantes. "Solo una cucharadita de azúcar es suficiente para duplicar nuestro azúcar en sangre", él dice, lo que saca el cuerpo del estado de quema de grasa y lo pone nuevamente en modo de quema de carbohidratos.

Cuando tengas tus comidas, Panda sugiere que esperas hasta que has estado despierto por algunas horas para tomar el desayuno. La hormona de cortisol se altera y los altos niveles de cortisol pueden impedir tu regulación de glucosa por hasta 45 minutos después que te despiertas. Además, solo dos horas después de despertarte, la hormona de melatonina desaparece, la que prepara a tu cuerpo para dormir. Esto implica que tu páncreas, que genera la insulina requerida para usar los carbohidratos de la comida, solo esta despierta por esas primeras dos horas. Entonces alrededor de dos a tres horas antes de dormid, debes tratar de finalizar tu ultima comida porque es allí cuando la melatonina comienza a preparar tu cuerpo, incluyendo tu páncreas, para dormir.

Mientras que el ayuno intermitente y en particular, los alimentos en tiempo restringido, tienen una promesa tentadora, está todavía en sus primeros días. Otros grupos han respaldado algunos de sus hallazgos desde que Panda comenzó su investigación. Una investigación publicada en "Metabolismo de Células" en julio, por ejemplo, mostró que individuos con un programa de comidas tiempo restringido bajaron su consumo calórico, incluso aunque no les fuera requerido hacerlo, y perdieron una pequeña cantidad de peso.

Hay una necesidad para más estudios de comidas a tiempo restringido. Hasta ahora, no ha sido conducida investigación en sujetos humanos que hayan durado más que unos pocos meses. Los investigadores a menudo necesitan saber cómo es afectado el cuerpo humano por el ayuno. Por ejemplo, en ratones que limitan sus comidas a una ventana de ocho a nueve horas, se ha demostrado el microbioma intestinal se ajusta par a digerir los nutrientes de forma diferente, consumiendo menos azúcar y grasa. ¿Es esto posible en humanos? Eso permanece por descubrirse. Panda no es el único que explora los beneficios de comer en tiempos restringidos que van más allá es la pérdida de peso; otros investigadores están comenzando a examinar si el ayuno intermitente puede proteger el cerebro de las enfermedades neurodegenerativas también.

El ayuno intermitente no es una varita mágica para perder peso. Algunos investigadores también indican que los individuos que siguen la dieta de 5:2 o ayuno de días alternativos pueden instintivamente comer más o disminuir su comportamiento en días de ayuno antes y después de sus días de ayuno, negando así los beneficios de la reducción calórica. En sus experimentos de comidas a tiempos restringidos, Panda dice que después de implementar el concepto de comer lo que sea que quieran dentro de la ventana de comidas, él vio algunos participantes ganar peso, atiborrándose de la comida de la que normalmente se abstenían. El cuerpo humano tal vez puede tener formas de ralentizar el metabolismo, a cambio de los roedores, para así quemar menos cuando comes menos calorías. Finalmente, es incierto si el ayuno intermitente es efectivo para individuos que no pierde peso. En realidad, para individuos que lucha con desórdenes alimenticios o anorexia, hay un posible peligro; no es difícil de ver como intentar el ayuno intermitente puede promover estos comportamientos peligrosos.

Hay beneficios prácticos para comer en tiempos restringidos sobre otras opciones dietéticas: es simple y disponible. Muchos individuos no tienen el tiempo o el dinero para contar calorías, programar sus comidas y comprar los alimentos. Por esto, las dietas son más que todo el lujo de los individuos que pueden costearlas. Cualquier que pueda contar tiempo y limitar beber y comer en horas particulares puede comer en periodos restringidos.

Panda y sus colegas están ahora llevando a cabo análisis de comidas restringidas para 120 participantes. También están investigan si, por comer en una ventana de 10 horas, los bomberos pueden mejorar su salud. Porque de las perturbaciones frecuentes de sus ciclos circadianos, los bomberos y otros trabajadores por turnos son más vulnerables a enfermarse. (Nota del editor: Si quieres participa en las investigaciones de Panda, descarga una aplicación gratis que te preguntará tus ciclos de sueño, ejercicio, drogas y cualquier cosa que comas y bebas. Siete grupos de científicos alrededor del mundo está actualmente haciendo investigaciones usando el marco de esta aplicación).

Las personas que quieren perder peso han tenido que concentrarse en cambiar sus menús por un largo tiempo. Comer en tiempo restringidos puede incrementar las variables que nosotros regulamos. "Tenemos un menú de opciones cuando se refiere a la salud", dice Panda, quien practica una ventana de comidas de 10 horas. "Podemos agregar el horario de comidas al menú".

CAPÍTULO 4.

ENTENDIENDO LA

AUTOFAGIA

La autofagia significa comerse a uno mismo, pero tranquilo, esto es algo positivo. La autofagia es como tu cuerpo limpia las células dañadas y las toxinas y ayuda a regenerar nuevas células saludables.

Nuestras células acumulan un rango de orgánulos muertos, proteínas dañadas y partículas oxidadas con el tiempo, que obstruyen el funcionamiento interno del cuerpo. Esto acelera los síntomas del envejecimiento y enfermedades relacionadas con la edad porque las células no se dividen naturalmente y funcionan.

Debido a que muchas de nuestras células necesitan durar toda una vida, como esas en el cerebro, el cuerpo ha desarrollado una forma única de deshacerse de estas partes defectuosas y naturalmente defenderse a sí mismo contra enfermedades.

¿Cómo funciona la autofagia?

Piensa en tu cuerpo como una cocina. Limpias los mesones después de cada comida, tiras las sobras y reciclas algo de comida. Tienes una cocina limpia al día siguiente. En tu cuerpo, esta es la autofagia haciendo sus deberes y haciéndolo bien.

Piensa en el mismo escenario ahora, excepto que ahora eres viejo y no tan poderoso. Dejas las sobras en la mesa después de preparar la cena. Algunas de estas sobras van al basurero, otras no. En la mesa quedan los residuos y la papelera de reciclaje, muchos de los restos permanecen. Nunca abres la puerta del contenedor de basura, y en tu cocina se acumulan por desechos. Hay comida podrida en el suelo y todo tipo de olores desagradables flotan por la puerta.

Tienes un momento duro al lidiar con la suciedad diaria debido a la avalancha de contaminantes y toxinas. Esta situación se acerca a la autofagia cuando esta no trabaja como debería.

En modo de mantenimiento, la autofagia normalmente tararea tranquilamente detrás de escena. Juega un rol importante en como el cuerpo reacciona a los periodos de estrés, mantienen el equilibrio y controla las funciones de las células.

Esta es prueba de que ralentizas el proceso de envejecimiento, reduces la inflamación y mejores tu desarrollo en general cuando provocas autofagia. Naturalmente incrementaras tu respuesta de autofagia para ayudar a tu cuerpo a resistir a las enfermedades y enfrentar la longevidad (más información enseguida).

Longevidad y autofagia

Por nuestra habilidad para adaptarnos a los estresores biológicos, los humanos hemos evolucionado para vivir más, desde el ejercicio físico a al hambre. Investigaciones de la Universidad de Newcastle encontraron que esta habilidad de debido a cambios menores en la proteína que induce la autofagia conocida como p62.

La proteína p62 se activa para inducir la autofagia o comienza a limpiar detectando los subproductos metabólicos que desencadenan el daño celular (llamadas especies reactivas de oxígeno ROS). En particular, todos los productos dañados que tenemos en nuestro cuento son eliminados por la proteína p62 y así puedas ser capaz de manejar el estrés biológico. Una consecuencia directa de la proteína p62 haciendo sus cosas durante la autofagia es la homeostasis (función celular balanceada) y salud vibrante. Como una consecuencia, células frescas son entregadas en lugar de los productos debilitados que se construyen en tu cuerpo con el tiempo, y esto es lo que te mantiene a salvo.

Mientras que los humanos tienen esta habilidad, especies inferiores, como moscas fruteras, no la tienen. Por esto, los equipos investigadores se propusieron encontrar la parte de la proteína humana p62 que permite que ROS sea enviado. Con p62 "humanizado", han podido desarrollar moscas fruteras genéticamente. ¿El resultado? Estas moscas "humanizadas" han podido sobrevivir en ambientes adversos por más tiempo.

"Esto nos dice que las habilidades tal vez han evolucionado para permitirnos resistir mejor al estrés y a una vida útil más larga; tal como sentir el estrés y activar los procesos protectores como la autofagia", dice el Dr. Viktor Korolchuk, autor líder del reportaje.

¿Cuáles son las ventajas de la autofagia?

La principal ventaja de la autofagia parece venir en forma de antienvejecimiento. En realidad, Petre dice que regresar el reloj y producir células jóvenes es mejor conocido como el funcionamiento del cuerpo.

Khorana señala que, para protegernos, la autofagia es liberada cuando nuestras células están estresadas, mejorando la duración de la vida.

También, el dietético registrado Scott Keatley (RD CDN), dice que la autofagia mantiene al cuerpo trabajando en tiempos de hambre al descomponer material celular y reusarlo para los procesos requeridos.

Él agrega que "esto requiere energía, por supuesto, y no puede continuar por siempre, pero no das más tiempo para encontrar comida".

Petre dice que las ventajas a nivel celular de la autofagia incluyen:

- Son eliminadas proteínas toxicas relacionadas con desordenes neurodegenerativos como enfermedades de Parkinson y Alzheimer.
- Son recicladas proteínas residuales.
- Provee a las células con energía y bloques que todavía pueden beneficiarlas.
- Alienta la regeneración y las células saludables a una mayor escala.

La autofagia está ganando un montón de atención por el papel que desempeña en la prevención del cáncer o el cuidado del mismo.

"Cuando envejecemos, la autofagia disminuye porque las células que ya no funciona o pueden dañarnos se multiplican, la cual es la forma de operar de las células cancerígenas", explica Keatley.

Mientras que todos lo canceres comienza con algún tipo de células defectuosas, Petre dice que el cuerpo, a menudo usando el proceso de autofagia, debe reconocer y remover estas células. Este el por qué algunos investigadores están estudiando la posibilidad de que el riesgo de cáncer pueda ser disminuido por la autofagia.

Aunque no hay evidencia científica que confirme esto, Petre dice que algunos estudios indican que muchas células cancerígenas pueden ser removidas por la autofagia.

Ella explica que "así es como la policía del cuerpo encarcela a los villanos: el cáncer. El reconocimiento y destrucción de lo que está mal y el desencadenamiento de los mecanismos de reparación ayudan a reducir el riesgo de cáncer".

Los investigadores concluyen que los nuevos estudios contribuirán a información que los asistirá para apuntar la autofagia como un tratamiento para el cáncer.

Modificaciones dietéticas que pueden promover la autofagia

Fíjate que la autofagia simplemente significa "comerse a uno mismo". Por esto, tiene sentido que el ayuno intermitente y las dietas cetogénicas lleven a la autofagia.

"Ayunar es la forma más eficiente de causar autofagia", explica Petre.

Cetosis o dieta cetogénica, una dieta alta en grasas y baja en carbohidratos que promueve los mismos beneficios de ayunar sin ayunar, como un atajo que lleva a los mismos cambios metabólicos beneficiosos", dice ella. "Da al cuerpo un descanso sin sobrecargarlo con cargas externas para enfocarse en su salud y su reparación".

Obtienes un 75% de tus calorías diarias de la grasa en la dieta cetogénica y de 5 a 10% de tus calorías de los carbohidratos.

Este cambio en fuentes calóricas causa que el metabolismo induzca tu cuerpo al cambión. En lugar de que extraer glucosa de los carbohidratos, comenzará a usar grasa para alimentarse.

Tu cuerpo comenzará a formar cuerpos cetónicos que tienen muchos efectos protectores en respuesta a esta restricción. Khorana dice que estudios indican que la dieta cetogénica, la cual tiene funciones neuroprotectoras, también puede causar el hambre suficiente para ocasionar autofagia.

"En ambas dietas, los bajos niveles de glucosa ocurre y están relacionados a la insulina baja y altos niveles de glucagón", explica Petre. Y el nivel de glucagón es el que inicia la autofagia.

"A través del ayuno intermitente o de la dieta cetogénica, cuando el cuerpo está bajo en azúcar, ocasiona estrés positivo que despierta el modo de reparación para sobrevivir", ella añade.

El ejercicio es un área que también puede desempeñar un rol para ocasionar la autofagia. De acuerdo con un estudio animal, el ejercicio físico puede causar autofagia en órganos que son parte de los procedimientos de control metabólico.

Los músculos, el hígado, el páncreas y el tejido adiposo pueden estar incluidos en esto.

Relación con el ayuno

La autofagia sucede naturalmente dentro del cuerpo, pero muchas personas se preguntan si pueden usar algún estimulo en particular para causar la autofagia.

El ayuno intermitente es una causa potencial de autofagia. Por largos periodos, horas e incluso un día o más, las personas pasan voluntariamente periodos sin comida cuando ayunan.

El ayuno intermitente varia de los limites convencionales de calorías. Cuando una persona reduce su ingesta diaria de alimentos entonces reduce sus calorías. Dependiendo en que tanto coma una persona durante sus ventanas de comidas, el ayuno intermitente puede o no resultar en disminución de calorías.

Un estudio del presente tema en 2018 indicó que la ad puede ser generada tanto por el ayuno intermitente como por la restricción de calorías.

Mientras que hay algunas evidencias de que este proceso suceda en humanos, los animales (y no humanos) estuvieron involucrados en la mayoría de estos estudios.

Las células del cuerpo son puestas bajo estrés por el ayuno y la restricción de calorías. Si una persona reduce la cantidad de comida que entra en su cuerpo, entonces obtiene menos calorías de sus células de las que necesitan para funcionar correctamente.

Las células deben funcionar mejor cuanto esto ocurre. La autofagia permite las células de cuerpo limpiar y reciclar cualquier parte no deseada o dañada en respuesta al estrés que produjo el ayuno intermitente o la restricción de calorías.

Sin embargo, los científicos están inseguros de cuales células reaccionan de esta forma al ayuno intermitente o a la restricción de calorías. Las personas que quieren inducir la autofagia por medio del ayuno intermitente deben ser conscientes de que este proceso no apunta a las células de grasa.

Los investigadores todavía están debatiendo si ayunar puede causar autofagia para el cerebro. Al menos un estudio animal demuestra que la autofagia en células cerebrales puede ser causada por un ayuno intermitente por un corto periodo.

¿Cómo puedes causar la autofagia?

El ayuno intermitente y la restricción de calorías pueden generar autofagia al poner a las células bajo tensión. Sin embargo, los investigadores sospechan que pueden existir otras formar de inducir la autofagia.

Ejercicio

El ejercicio también pone a las células de cuerpo bajo tensión. Cuando los individuos se ejercitan, los componentes de sus células se debilitan e inflaman. Los autores de un estudio explican que nuestras células reaccionan a este problema con la autofagia.

Esto indica que las personas ser capaces de usar el ejercicio para causar la autofagia. De hecho, hay evidencia de que el ejercicio en los músculos del esqueleto humano promueve la autofagia.

Curcumina

Los científicos también han propuesto que, al menos en experimentos con ratones, el consumo de curcumina causa autofagia. La curcumina es un químico natural encontrado en la raíz de cúrcuma, una especia globalmente conocida.

Un estudio animal, por ejemplo, indicó que la restauración por la autofagia inducida por curcumina puede proteger contra cardiomiopatía diabética, una condición del corazón que afecta a individuos con diabetes.

Otro estudio en ratones demostró que la curcumina, al inducir autofagia en algunas regiones del cerebro, ayudó a combatir la disfunción cognitiva debido a la quimioterapia.

Mientras que estos resultados preliminares son alentadores, es importante recordar que más investigación es necesaria antes de que los investigadores puedan sacar conclusión alguna. Los científicos todavía no saben, en particular, si incrementa el consumo de curcumina puede inducir la autofagia en humanos.

3 principales formas de inducir la autofagia del cuerpo

1. Reduce tu ingesta de carbohidratos

Sin renunciar a tus costillas favoritas, existe una gran forma de activar la autofagia, aunque probablemente necesites dejas los dulces.

Es llamada dieta cetogénica. La idea es reducir los carbohidratos a tales niveles que no quede opción alguna para el cuerpo más que usar la grasa como fuente de combustible. Esta es la magia detrás de las dietas cetogénicas que son tan populares.

Las comidas de la dieta cetogénica son bajas en carbohidratos y altas en grasa (filete, tocino y mantequilla de maní comprenden un bonus para estas dietas). De tus calorías totales, entre el 60 y el 70% vienen de las grasas.

Las proteínas cuentan por el 20 o el 30% de tus calorías, mientras que los carbohidratos son responsables solo del 5%.

Estar en cetosis mientras que puedes mantener los músculos puede ayudar a la gente a perder grasa del cuerpo. Hay evidencia de que puede también ayudar al cuerpo a luchar contra tumores cancerígenos, reducir el riesgo de diabetes y protégelo de desórdenes cerebrales y epilepsia.

Fuentes confiables

De hecho, ratas alimentadas con una dieta cetogénica en un estudio de 2018 han tenido menos daño cerebral durante las convulsiones.

Champ dice que "la cetosis es como un truco para la autofagia. Si ayunar realmente, obtienes un montón de las mismas modificaciones metabólicas y de los beneficios de ayunar".

Si suena muy duro permanecer en cetosis, entonces anímate. Según Champ, en un reporte de 2012, ventajas similares fueron notadas en personas que adoptaron una diete en la cual no más del 30% de sus calorías totales venían de carbohidratos.

Nota: Antes de comenzar una dieta cetogénica, cualquier persona con problemas de salud, especialmente de problemas de riñón o de hígado, debe hablar con un doctor.

2. Intenta el ayuno intermitente

Otro acto el cual es cuerpo no ama de inmediato, pero eventualmente se beneficia de ello, es saltarse comidas. La investigación ha demostrado que montones de cosas buenas pasan ocasionalmente con ayunar.

Una investigación demostró que el ayuno intermitente y la autofagia pueden tratar el cáncer más exitosamente al mantener las células normales y reducir los efectos secundarios.

El ayuno intermitente ha sido demostrado en otro estudio de ratones que promueve el desempeño cognitivo, la estructura cerebral y la neuroplasticidad, la cual es una forma de hablar para referirse a la capacidad del cerebro de reorganizarse y repararse a sí mismo.

Dicho esto, no está totalmente claro si la autofagia fue la causa de esto. Además, el análisis fue llevado a cabo en ratones. Tal vez hayas escuchado sobre cierta cuenta de Twitter con problemas con las personas que hablan mucho sobre la ciencia con ratones.

Dale una oportunidad al ayuno intermitente mientras tanto. Aunque Champ ayuna unos pocos días a la semana por 18 horas al día, él sabe que puede ser un régimen difícil para la mayoría de nosotros.

Varias variaciones del ayuno intermitente muestran increíbles beneficios saludables. Un análisis del estudio concluyó que este podía tener numerosos efectos beneficiosos, desde un peso saludable en el cuerpo y un reducido riesgo de cáncer a una perspectiva de vida más amplia.

Fuentes confiables

Ten en cuenta que, para niños, para ciertas personas con diabetes u otros problemas de azúcar relacionados o para mujeres embarazadas, el ayuno intermitente no es usualmente recomendado.

3. Ejercítate regularmente

Si no has sido avisado por el sudor, los gruñidos y el dolor luego del ejercicio, esto es lo que sucede: el ejercicio pone estrés en tu cuerpo.

Trabajar tus músculos produce rupturas microscópicas que tu cuerpo se apresura a reparar. Hace los músculos más fuertes y más inmunes a cualquier "daño" que puedas causarles.

El ejercicio diario es la forma más común para las personas de inconscientemente ayudar a limpiar sus cuerpos. (Entonces esa sensación fresca y refrescante que obtienes luego de ejercitarte tiene una razón de ser).

En 2012 los científicos notaron algo fascinante después de alterar ratones para que tuviesen autofagosomas verdes brillantes (como nosotros los tenemos). Estas son estructuras que se forman alrededor de las células que el cuerpo ha escogido reciclar.

Después de que se ejercitasen por 30 minutos en una rueda, el ritmo al que los ratones demolían sanamente sus células dramáticamente aumentó. El ritmo continuó subiendo hasta por 80 minutos mientras estos pequeños corrían.

¿Qué sucede con los humanos entonces?

La cantidad de ejercicio necesaria para activar la autofagia es difícil de descifrar.

"Estas son preguntas verdaderamente difíciles de responder", dice Daniel Klionsky, un biólogo celular doctorado que se especializa en la autofagia en la Universidad de Michigan. "El ejercicio tiene muchas ventajas, además del posible rol de la autofagia".

¿Hay una forma más fácil?

Todavía no. Pero si los investigadores pudieran destilar las ventajas de la autofagia en una píldora esto produciría mucho dinero; así que puedes estar seguro que lo están intentando.

"Por supuesto, las personas están buscando formas de inducir la autofagia a través de químicos, porque es más fácil que hacer dietas", Klionsky dice, pero advierte que aún queda un largo camino por recorrer.

Champ observa que los medicamente antiepilépticos que imitan la cetosis ya existen.

Por ejemplo, Stiripentol fue aprobado por la Administración de Medicamentos y Alimentos de los EE. UU. (FDA) en 2018 y puede imitar los efectos de una dieta cetogénica. Es usado para tratar convulsiones asociadas con un raro tipo de epilepsia, el síndrome de Dravet.

No te hagas ilusiones todavía. "Hay muchos cambios metabólicos que toman lugar durante la cetosis que no pueden ser posibles de imitar todos con una pastilla", dice Champ. "Por los beneficios, el estrés corporal que viene con la cetosis puede ser necesario".

Solo recuerda: Para disfrutar estos beneficios no tienes que permanecer en cetosis, grasas o ejercitarte vigorosamente todo el día, todos los días. Solo unas cuantas horas aquí y allá pueden ser útiles.

Las hormonas femeninas pueden ser interrumpidas por el ayuno intermitente.

Experimentar con el air probablemente parece algo pequeño en el gran esquema de las decisiones de la salud. Así que, ¿en qué te puede afectar darle una oportunidad?

Bueno, es una gran decisión para algunas mujeres de lo que puedas imaginar. Resulta que las hormonas que controlan funciones clave son extraordinariamente sensibles a tus ingestas de energía, como la ovulación, metabolismo e incluso el humor. En realidad, cambiar que tanto comer puede afectar adversamente tus hormonas reproductivas.

CAPÍTULO 5.

AYUNO INTERMITENTE Y LAS HORMONAS REPRODUCTIVAS

Una de las formas en que el ayuno intermitente afecta las hormonas reproductivas tiene que ver con algo llamado el eje hipotalámico-pituitario-gonadal, tanto en mujeres como en hombres. Esto es, afortunadamente, más comúnmente referido como el eje HPG. En chorros diarios llamados "pulsos", el hipotálamo libera la hormona liberadora de gonadotropina (GnRH).

Los pulsos de GnRH instruyen a la glándula pituitaria a liberar hormonas estimuladoras del folículo (FHS, por sus siglas en ingles) y hormona luteinizante (LH o HL).

Entonces, FSH y LH funcionan en las gónadas. En las mujeres, la producción de estrógeno y progesterona que necesitamos para liberar huevos maduros (ovular) y producir el embarazo es estimulada por LH y FSH.

En los hombres, estos estimulan la producción de testosterona y esperma. Debido a que esta cadena de reacciones ocurre en las mujeres en un ciclo muy específico y regular, los pulsos de GnRH necesitan ser sincronizados con precisión o todo puede salir mal. Huevos son liberarse, ciclos pueden terminar... Aquí está el gran problema: Los pulsos de GnRH parecen ser muy sensibles a las influencias medioambientales y el ayuno intermitente puede perturbarlos.

En algunas mujeres, incluso un ayuno intermitente corto, digamos, de tres días, puede cambiar estos pulsos hormonales. También hay evidencia de que saltarse comidas comenzara a poner nuestro sistema hormonal en alerta, lo que, por supuesto, no es una emergencia en sí mismo. Este puede ser el por qué algunas mujeres tienen problemas al hacer ayuno intermitente. Pero, ¿por qué comer menos pone en alerta a nuestros cuerpos? Por muchos años los científicos asumieron que a el porcentaje de grasa en el cuerpo de una mujer regulaba su sistema reproductivo.

La idea es la siguiente: Si nuestras reservas de grasa caen por debajo de cierta cantidad, las hormonas se mezclarían y tu ciclo terminará en algún lugar del 11%.

Y entonces... ¡Boom! No habría posibilidad de concepción.

Esto tiene un montón de sentido desde una perspectiva evolutiva. Para nuestros ancestros, que no tenían acceso a Costco y Amazon, sería una preocupación grave el tener una baja reserva de comida. (Es decir, no sería un buen momento para dar a luz o criar a niños pequeños).

Así que, si tu cuerpo fuera a perder grasa, tu cuerpo podría pensar que no hay mucho de dónde comer y evitar así la reproducción.

Pero el asunto es más complejo que eso. Incluso antes de que la grasa corporal baje, el cuerpo femenino tiene a estar en alerta.

Consecuentemente, las mujeres que no son particularmente delgadas pueden ver detenida su ovulación y perder sus periodos también. Este es el por qué algunos científicos ahora sospechan que el balance de energía en general puede ser más importante para este proceso que la grasa corporal, que tantas calorías comes contra que tantas "quemas". El cómo tu dieta puede funcionar contra ti y demasiado estrés.

Se sabe que estas tienes un balance de energía negativo cuando constantemente consumes menos energía de la que gastas. El cómo pierdes peso es como entras en un balance de energía negativo. Así que, esto es exactamente lo que muchas personas están tratando de lograr al hacer dietas. Pero en el contexto de otros factores estresantes, cuando son extremos o muy largos, esta puede ser la causa de las espirales hormonales que vemos en algunas mujeres que practican el ayuno intermitente. No solo equilibrio de energía negativo puede resultar de menos comida, también puede resultar de:

- Nutrición pobre.
- Una excesiva cantidad de ejercicio.
- Demasiado estrés.
- Infecciones, enfermedades o inflamación crónica.

- Muy poco descanso y recuperación.

- Diablos, incluso al intentar mantenernos calientes podemos gastar demasiada energía.

Puede ser suficiente cualquier combinación de factores estresantes para ponerte en un innecesario balance de energía negativo y evitar la ovulación. Por ejemplo:

- Demasiados días en el gimnasio y no comer suficientes frutas y vegetales.

- Tener gripe y entrenar para un maratón.

- Ayuno intermitente y reventar tu trasero para pagar la hipoteca.

¿Acaso acabo de referirme a la hipoteca? ¡Si!

El estrés psicológico puede jugar un papel importante en dañar tu salud hormonal.

Nuestros cuerpos no pueden ver la diferencia entre nuestros pensamientos y sentimientos creados por una amenaza real y algo teórico. (Algo como pensar como tener abdominales.

Estas "amenazas" pueden incrementar nuestros niveles de la hormona del estrés: cortisol. ¿Y qué sucede con el cortisol? Esto inhibe el GnRH, nuestro viejo amigo.

Un rápido recordatorio: La interrupción de GnRH provoca una cascada de efectos que pueden inhibir el desarrollo de estrógeno y progesterona, hormonas esenciales en tus ovarios para la reproducción.

Por lo tanto, es posible que tengas 30% de grasa. Pero si estas en un balance de energía negativo por demasiado tiempo, especialmente si estas muy estresada, la reproducción puede detenerse.

¿Por qué el ayuno intermitente impacta las hormonas de las mujeres más que las de los hombres?

No estamos completamente seguros.

Cuando tu un padre, hermano o compañero ha estado haciendo ayuno intermitente por unos cuantos meses, lo sabemos: puede ser molesto.

Pero hay unas cuantas explicaciones posibles para esto:

1. Las mujeres pueden ser más sensibles que los hombres a los cambios en el equilibrio de nutrientes

Cuando ayunan o restringen calorías significativamente, hombres y mujeres parecen responder diferente. Esto puede deberse a la kisspeptina, una molécula similar a la proteína vital para los procesos reproductivos.

La kisspeptina estimula la producción de GnRH en ambos sexos, y entendemos que es muy susceptible a leptina, insulina y hormonas de ghrelina que controlan y responden a los sentimientos de hambre y saciedad.

Interesantemente, las mujeres tienen más kisspeptina que los hombres. Más kisspeptina puede indicar que el cuerpo de las mujeres es más susceptible a cambios de balance de energía.

Ayunar constantemente ocasiona que la producción de kisspeptina en las mujeres se hunda comparada con la de los hombres. Cuando la kisspeptina baja también baja el GnRH, lo que altera completamente el clico hormonal mensual.

2. Comparado con los hombres, restringir ciertos nutrientes como proteínas puede tener efectos diferentes en las mujeres

Las mujeres tiendes a comer menos proteína que los hombres en general. Y las mujeres que ayunan usualmente comen incluso menos proteínas (porque comen menos en general).

Este es un problema porque la proteína provee aminoácidos que son críticos para el proceso reproductivo.

Si los aminoácidos son muy bajos, tanto tus receptores de estrógeno como una hormona llamada factor de crecimiento insulínico (IGF-1) pueden ser negativamente afectados. Durante el ciclo menstrual, ambos son necesarios para espesar o endurecer el revestimiento del útero. Si el revestimiento del útero no está espeso, es imposible implantar un huevo y el embarazo no ocurre.

Por esto, dietas con bajas proteínas pueden reducir la fertilidad.

¿Por qué el estrógeno importa tanto para el apetito, animo, metabolismo y grasa corporal en las mujeres?

El estrógeno no es solo para la reproducción y el útero.

Por nuestro cuerpo tenemos receptores de estrógeno, incluyendo nuestros corazones, el tracto gastrointestinal y los huesos.

Al ajustar el balance de estrógenos ajustas funciones metabólicas: cognición, animo, digestión, regeneración, recambio proteico, formación de huesos, apetito y balance de energía pueden ser los más importantes. El estrógeno altera los péptidos en el tronco encefálico que hacen que te sientas saciado (colecistoquinina) o hambriento (ghrelina).

Los estrógenos también estimulan neuronas en el hipotálamo que detienen para producción de péptidos que regulan el apetito.

Haz algo que ocasione que tu estrógeno de reduzca (como grasas), y te sentirás más hambriento de lo que lo harías bajo circunstancias normales, y comerás un montón más.

Los estrógenos afectan la reserva de grasas también.

Los estrógenos son reguladores metabólicos estrogénicos vitales, como puedes ver.

Si, en plural, estrogénicos. Tres diferentes tipos de estrógenos encontrados en el cuerpo son estriol, estradiol y estrona, también conocidos como metabolitos estrogénicos.

Con el tiempo, las porciones de estos estrógenos cambian. Estradiol es el principal antes de la menopausia. Pero el estradiol disminuye luego de esta, mientras que la estrona se mantiene igual. Permanece incierto los roles exactos de cada uno de estos estrógenos. Pero algunos teorizan que una disminución de estradiol puede causar un incremento en las reservas de grasa. Esto puede al menos explicar el por qué algunas mujeres se les hace más difícil perder grasa luego de la menopausia.

Las teorías no explican todo, sin embargo. Aunque una disminución de estradiol puede estar asociada con un incremento en la grasa almacenada, es probable que no sea la única causa (y puede no ser la causa en absoluto).

Al contrario, el aumento de grasa en la menopausia puede estar relacionado con el envejecimiento, la masa muscular reducida y los cambios de apetito; más generalmente, bajo nivel de estradiol esta también asociado con más alto apetito.

Así que el ayuno intermitente en mujeres para perder peso es... complicado.

Porque el cuerpo de las mujeres es más susceptible a los cambios de balance de energía.

Y también, cuando nuestros cuerpos sienten estos cambios, esto puede perturbar el eje HPG y alterar completamente nuestros ciclos hormonales. Si otros factores estresantes están gastando nuestros recursos, este desbalance hormonal puede ser alterado aún más.

(Pensar que el hámster de la familia puede estar "perdido" en los ductos de calefacción, y al mismo tiempo cuidando a los niños, trabajando más para conseguir el ascenso, lidiar con una herida crónica). El ayuno intermitente puede minimizar el estrógeno y estrógeno reducido puede aumentar al apetito y las reservas de grasa. Así que piénsalo bien, ¿ayunar para controlar tu peso? Tal vez sea un poco... contraproducente. Mientras más luchas, más duro se vuelve, como quedar atrapado en una de esas trampas de dedos chinas.

Ayuno intermitente a lo largo de la vida femenina

Las mujeres, tengas hijos o no, pasan muchas etapas de vida diferentes, marcadas por profundas alteraciones hormonales.

Dichos cambios hormonales pueden tener impactos físicos y psicológicos grandes y afectar el sueño, la digestión, la reacción al estrés y el metabolismo.

Aquí hay unas cuantas etapas y como estas pueden verse afectadas por el ayuno intermitente.

Ayuno intermitente en niñas y adolescentes

Ayunar no es recomendado durante tiempos de desarrollo intenso, incluyendo la niñez y la adolescencia. Muchos niños nacen con la habilidad de monitorear su consumo de comidas razonablemente bien, de este modo les son dadas una variedad de elecciones saludables de las cuales escoger.

La adolescencia (he incluso antes) puede ser un tiempo de extrema auto crítica y comparación social y es a menudo considerado el hacer dieta por muchas jóvenes. Es un tiempo sensible, incluso donde es necesario cambiar hábitos de comida. Deben enfocarse en desarrollar conciencia del apetito y comer conscientemente y priorizar comidas completas y nutritivas en lugar de restringir comidas. Se debe promover tanto como sea posible una relación de disfrute y libre de estrés con la comida y una relación amable y compasiva con el cuerpo.

Ayuno intermitente y la ovulación

El ayuno intermitente puede hacer las cosas complicadas si estas tratando de concebir.

La ovulación puede inhibirse al ayunar. Ningún huevo es liberado si no estas ovulando. Y ningún huevo puede ser fertilizado si no es liberado.

Los doctores u otros practicantes de la salud han advertido a ciertas mujeres de perder peso antes de quedar embarazadas. Muchas mujeres comienzan a pensar más críticamente sobre su salud mientras contemplan el embarazo y ven la pérdida de peso como un paso en esta dirección.

Sea cual sea la justificación para considerar el ayuno intermitente, recuerda esto: Por el equilibrio hormonal, el ayuno intermitente no es la herramienta correcta para perder peso que se debe sugerir a la mayoría de las mujeres.

La mayoría de las mujeres les va bien con buenos comportamiento de comida moderados, sustentables en su etapa reproductiva.

A menos que una mujer sea pagada para lucir o actuar de cierta forma (como una competidora física o una atleta profesional) no vale la pena sacrificar la fertilidad y el balance hormonal.

Ayuno intermitente cuando estas embarazada

El embarazo es como la niñez y la adolescencia, un periodo de intenso desarrollo.

Ganar peso es una consecuencia deseable al estar embarazado y es un símbolo de un bebé creciendo sano y estable.

Incluso aunque la ganancia de peso es necesaria durante este periodo, la extraña escala ascendente hace a lagunas mujeres sentirse incomodas. Durante este tiempo, las mujeres que están extremadamente conscientes de su cuerpo o quieres perder peso antes del embarazo pueden pensar en perder peso.

Algunas mujeres incluso pueden ser recomendadas por sus doctores a controlar su peso durante el embarazo. (Lo cual es mucho que pedir cuando te sientes mareada, exhausta y ansiosa por los cambios de, ya sabes, toda tu vida).

Incluso si un profesional medio propone perder peso, ayunar durante este periodo no es recomendable.

Enfócate en aumentar la nutrición en lugar de limitar la comida: esfuérzate por tener suficientes proteínas, grasas sanas, carbohidratos de calidad, vegetales coloridos y frutas. (Y si solo puedes comer pan y pepinillos por tu estomago revuelto, eso está bien también. Da lo mejor de ti y toma multivitaminas prenatales).

También puedes aumentar tu salud y controlar tu ganancia de peso con el ejercicio, dado que has sido aconsejada por tu doctor. Tenemos una infografía para eso si estas curioso sobre qué hacer: ¿Cómo ejercitarse durante el embarazo?

Ayuno intermitente mientras amamantas

Si tienes un bebé y decides amamantarlo, ya sabes que este es un tiempo desafiante para tu cuero: quizá todavía te estés recuperando del parto, probablemente estas con falta de sueño y, básicamente, has dado vuelta a tu vida entera. Además, el bebé te está tratando como un bufete de "todo lo que puedas tomar".

Tu cuerpo requiere alimentación, nutrientes extra y menos estrés durante este tiempo. Por estas razones, para mujeres amamantando, el ayuno intermitente probablemente no es un buen protocolo.

Muchas mamás se preocupan por "perder el peso del bebé" y pueden sentirse presionadas e impacientes por volver a su cuerpo de antes del bebé. Las mujeres pueden perder peso durante este tiempo, pero más moderados enfoques son más seguros y probablemente te darán mejores resultados a largo plazo.

Intenta ejercicios moderados (¡caminar con el cochecito cuenta!) y porciones moderadas para perder peso de forma segura y sustentable.

Ayuno intermitente en mujeres mayores

La pubertad, la menstruación, y tal vez el embarazo y el postparto. Una montaña rusa.

Y entonces viene la menopausia, otro punto de transición hormonal que puede alterar físicamente, psicológicamente y socialmente la vida de las mujeres.

Después de décadas de estar dedicada a los niños, esposos y carreras, las mujeres regresan así mismas en esta fase. O pueden estar más ocupadas que nunca, cuidando a padres ancianos e hijos jóvenes (El que simplemente no se quiere mudar.)

El aumento de edad a menudo desencadena el deseo de concentrarte en tu salud, sea cual sea el contexto.

Por su asociación con el envejecimiento, algunas mujeres se interesan en el ayuno intermitente. En otra forma simple, otras mujeres solo quieren perder grasa.

Mientras no tenemos ciencia de calidad o investigaciones que certifiquen que el ayuno intermitente es beneficioso para mujeres menopáusicas o postmenopáusicas, si sabemos que es un factor de estrés al restringir la comida.

Las mujeres que se preocupan con controlar su peso, controlan su ingesta de comida y esto tiende a generar altos niveles de cortisol, a diferencia de las mujeres que no lo hacen. Conecta eso con las perturbaciones del sueño que son normales en la menopausia y su "balde de estrés" queda bastante lleno.

Bajos niveles de estrógeno también significan que tu cuerpo ha reducido su habilidad de lidiar con el estrés.

Este "balde" se está llenando más rápido de lo que lo hacía.

Aunque muchos factores de estrés, como el ejercicio, el aprendizaje y el cambio, son buenos para nosotros, estos solo nos hacen más fuertes si nos permitimos recuperarnos de ellos.

Así que, si eres una mujer en esta fase, intenta el ayuno intermitente solo sí:

- Estas durmiendo bien.
- Tu estrés es bajo.
- No tienes ninguna deficiencia de nutrientes.
- No eres atormentada por sofocos y cambios de humor.

Así que, para las mujeres, ¿es malo el ayuno intermitente?

No necesariamente.

Seguro, el ayuno intermitente no es para todo el mundo. Y la verdad es que algunas mujeres ni siquiera deben molestarse con intentarlo. No intentes el ayuno intermitente sí:

- Estas embarazada.
- Tienes un historial de desórdenes alimenticios.
- Si estas bajo estrés crónico.
- No estas durmiendo bien.
- Eres nueva en ejercitarte y las dietas.

Las mujeres embarazadas tienen requerimientos extra de energía, así que ahora no es el momento para ayunar si estas comenzando una familia.

Veta esto si estas bajo/o no estas durmiendo por estrés crónico. Tu cuerpo necesita nutrientes, no estrés extra.

Y si has sufrido en el pasado de desórdenes alimenticios, probablemente entiendes que un régimen de ayunos puede hacerte caer de nuevo en un camino que puede causarte problemas adicionales.

¿Hay algún beneficio para las mujeres del ayuno intermitente?

Basado en lo que observamos, si el cuerpo lo ve como un factor de estrés grave, el ayuno intermitente potencialmente puede afectar tu salud reproductiva.

Tu salud general y fitness son afectados por lo que sea que afecte a tu salud reproductiva.

Y si no estas planeando tener ningún hijo biológico.

Sin embargo, los protocolos de ayuno intermitente varían, siendo algunos más severos que otros. Y variables como tu edad, tu estatus dietético, la cantidad de tiempo que estas ayunando y otros factores de estrés en tu vida, incluyendo el ejercicio, son también importantes.

El programa perfecto de ayuno intermitente para mujeres

Hay algunas formas de poner un pie en el ayuno intermitente si alguna vez quieres intentarlo.

Dado lo mucho que permanece incierto, en lugar de comenzar con el ayuno intermitente avanzado un acercamiento cauteloso es probablemente más seguro.

Por unos pocos días puede comenzar a llevar un diario de comidas. Obtener un sentido de lo que comes, que tanto y que tan a menudo lo comes.

¿Comes tarde en la noche y tienes meriendas durante el día? ¿Son tus platos grandes y te llenan bastante o prefieres comidas ligeras? ¿Obtienes proteínas con cada comida? ¿Ah? ¿Vegetales?

Debes experimentar con el ayuno intermitente ligero una vez tengas más conocimiento de tu línea base. Aquí hay algunas formas de hacerlo.

Comienza por alargar el intervalo entre comidas. Si normalmente tienes meriendas entre tus comidas, ¿qué sucedería si te detienes? ¿Te estas sintiendo codiciosa, mareada y enojada? ¿Viene y va la hambruna o te sientes totalmente bien?

Trata de extender el tiempo entre tu ultima comida en la tarde y tu primera comida de la mañana siguiente. Por ejemplo, si usualmente comes tu ultima comida a las 8 p.m. y entonces comes el desayuno a las 7 a.m. (11 horas de ayuno), trata de comer tu ultima comida a las 6 p.m.

y comer el desayuno a las 8 o las 10 a.m., un poco más tarde (de 14 a 16 horas de ayuno).

Mientras intentas estos experimentos, continúa revisándote físicamente:

- Aunque tal vez te sientas un poco más incómodo de lo usual, ¿es el hambre en general manejable? ¿O la sientes aun ahora?
- ¿Eres más o menos reactivo cuando te alcanza el estrés?
- ¿Cómo es tu sueño?
- ¿Cómo es tu deseo sexual?
- ¿Cómo son tus niveles de energía?
- ¿Cómo es tu entrenamiento?

A menudo revisa tus pensamientos sobre la comida y tu cuerpo:

¿Te sientes avergonzado si terminas antes de tiempo el ayuno?

¿Te sientes cohibido o comes en exceso cuando es permitido comer?

¿Te sientes hipercrítico sobre la forma de tu cuerpo o tienes sentimientos significativos sobre lo bien que estas ayunando intermitentemente?

Chequéate a ti mismo con curiosidad, compasión e integridad.

Si estas sintiéndote mentalmente agudo, enérgico y todos los sistemas normales, procede con un método gentil de ayudo intermitente, o trata de extender la ventana de ayuno un poco más.

¿Cuándo evitar el ayuno intermitente?

Si te estas sintiendo obsesiva, desquiciada y crónicamente letárgica, aligéralo.

Detén el ayuno intermitente sí:

- Tu ciclo menstrual cesa o se vuelve errático.
- Tienes problemas quedándote dormido o manteniéndote despierto.
- Tu cabello comienza a caerse más de lo normal.
- La piel comienza a ponérsete seca o a salir acné.

- Estas descubriendo que no te recuperas de los entrenamientos tan rápidamente.

- Tus heridas se demoran en sanar o tienes cualquier bicho danzando a tu alrededor.

- Tu tolerancia al estrés declina.

- Tu humor comienza a cambiar.

- Tu corazón comienza a latir con fuerza de manera extraña.

- Tu interés en el romance se desvanece (y cuando lo haces, tus partes femeninas dejan de apreciarlo).

- Tu digestión se ralentiza considerablemente.

- Todavía parece que sientes frio.

Añade algunas meriendas y/o reduce a 12 horas o menos tu tiempo de ayuno nocturno.

No te quedes atrapada en el ayuno intermitente. Hay muchas formas de cambiar el cuerpo, como hemos aprendido de orientar a más de 100.000 clientes, y ninguna de estas formas requiere que seas perfecta.

¿Qué hacer si el ayuno intermitente no es para ti?

Cuando el ayuno intermitente no es una buena idea para ti, ¿cómo puedes ponerte en forma y perder peso?

Conoce los principios básicos de comer bien.

Ayuno o no, concentrarse en comidas de calidad no es algo malo: prioriza las proteínas magras, vegetales coloridos, frutas, grasas sanas y carbohidratos de calidad. Recorta las chucherías, las bebidas calóricas y las comidas que son refinadas. Cocina y come comidas en su totalidad. Ejercítate regularmente. Permanece consistente.

(Y si quieres guía alguna para hacerlo, encuentra un mentor o un entrenador).

De lejos, lo mejor que puedes hacer por tu salud y tu bienestar es seguir esto principios fundamentales simples.

Seguro, pueden ser comunes para el ayuno intermitente. Y tal vez un gran ayuda físico y de salud para tu hermano o tu novio o tu esposo o incluso tu papá.

Aun así, las mujeres son diferentes de los hombres y hay diferentes necesidades en nuestros cuerpos.

Mejores tipos de ayuno intermitente para mujeres

No hay una estrategia que les funciones a todos cuando se refiere a las dietas. Para el ayuno intermitente esto también aplica.

Las mujeres usualmente deben tomar un enfoque más relajado de ayuno que los hombres.

Esto puede incluid periodos más cortos de ayuno, menos días de ayuno y/o cantidades limitadas de expendio de calorías en días de ayuno.

Aquí hay algunos de los mejores tipos de ayuno intermitente para mujeres:

Método crescendo: Ayunar por dos o tres días a la semana por 12 o 16 horas. Los días de ayuno en la semana deben no ser consecutivos y espaciados uniformemente (por ejemplo: lunes, miércoles y viernes).

Comer-parar-comer (también referido como el **protocolo de 24 horas:** Una o dos veces a la semana, un ayuno completo de 24 horas (máximo 2 veces a la semana para las mujeres). Comienza con 14 o 16 horas y ve aumentando gradualmente.

La dieta 5:2 (también llamada la dieta Fast): Limita calorías por dos días a la semana a 25% de tu usual ingesta de calorías (alrededor de 500 calorías) y consume los cinco días restantes con "normalidad". Entre los días de ayuno alterna un día normal.

El método 16:8 (también referido como el método Leangains): 16 horas al día ayunando y comiendo todas las calorías dentro de una ventana de 8 horas. Es recomendado que las mujeres comiencen ayudando por 14 horas y aumentar gradualmente a 16 horas.

Cual sea que elijas, comer bien durante los tiempos de comida es todavía relevante. Durante los tiempos de comida, si consumes muchas comidas no saludables y densas en calorías no lograrás los mismos beneficios de pérdida de peso y de salud.

La estrategia correcta al final del día es una que puedas tolerar y mantener a largo plazo y que no tenga efectos perjudiciales para tu salud.

CAPÍTULO 6.

11 TIPS QUE DEBES SABER PARA UN AYUNO INTERMITENTE SALUDABLE Y EFECTIVO

---

1. Acostúmbrate a tu nuevo horario de comidas

De acuerdo con Michal Hertz, un dietético en la ciudad de Nueva York, mientras que puede ser tentador saltar de una vez a tu nueva rutina de alimentos (la emoción inicial es real), hacerlo puede ser difícil y dejarte con más hambre y disconformidad. En su lugar, ella recomienda comenzar lentamente durante la primera semana al, digamos, hacer dos o tres días de AI y entonces gradualmente aumento a semana a semana. Tomar las cosas con calma no es solo un gran consejo para ayunar, sino un gran consejo para la vida (solo digo). Tomar las cosas con calma es un buen consejo para la vida.

2. Entiende la diferencia entre tener que comer y querer comer

Una vez que escuches tu estomago gruñir, tal vez sientas que no hay forma en puedas pasar más horas sin comida. Pero aquí está la señal para el hambre. Pregúntate si el hambre es realmente hambre o aburrimiento. Si estas aburrido, distráete con otra tarea.

Si te sientes hambriento, pero no débil o mareado (las cuales son señales, por cierto, de que debes parar el ayuno de inmediato), entonces sorbe té de menta caliente, ya que es conocido que la menta reduce el apetito, o toma agua para ayudar a llenar tu estomago hasta tu siguiente comida, todo de acuerdo con Savage.

Ahora, si por un tiempo has estado tratando con el AI y todavía sientes hambre extrema durante momentos, entonces necesitas pensar un poco en ello. Durante tu ciclo de ocho horas, necesitas añadir más nutrientes o comidas densas en calorías o aceptar que tal vez este no es el mejor plan para ti. La adición de grasas saludables como mantequilla de almendras, aguacate y aceites de coco y oliva, así como también proteínas, durante los periodos de comidas, te ayudará a mantenerte feliz y lleno por más tiempo.

3. Come cuando sea necesario

Técnicamente, cuando sigues el método de ayuno 16:8 (tal vez el más común), de acuerdo con Hertz, el hambre extrema y el agotamiento no ocurren. Pero si te sientes aturdido, escucha esto, porque las posibilidades son que tu cuerpo está tratando de decirte algo. Es probable que tengas azúcar baja y necesites comer algo, y eso está bien, repite después de mí.

Por definición, ayunar incluye eliminar algunas, si no todas, las comidas, así que no te martirices a ti mismo por tener algo pequeño y romper tu ayuno. Solo un bocado. ¿Tu mejor opción? Como Savage sugiere, ve por alguna merienda rica en proteínas como uno o dos huevos cocidos o unas pocas rodajas de pechuga de pavo (para ayudar a mantenerte en un estado cetogénico, es decir, de quema de grasas). Entonces debes regresar al ayuno, eso es, si te sientes bien para ello, claro.

4. Hidrátate

Incluso cuando ayunas, beber agua y brebajes como café o té (sin leche) no solo están permitidos, sino que son alentados por Hertz, particularmente en el caso de agua.

Ella sugiere poner recordatorios a lo largo de día para consumir suficientes líquidos, particularmente durante los tiempos de ayuno. De acuerdo con ambos, Savage y Hertz, procura tomar al menos 2, sino 3, litros al día.

5. Rompe tu ayuno lentamente

Puedes sentirte como una aspiradora humana lista para aspirar lo que sea que este en tu plato después de pasar varias horas sin comida. Pero de acuerdo con estudios, acabarse todo en minutos no es necesariamente beneficioso para tu cuerpo o tu cintura. En lugar de alentar a tu sistema digestivo a que proceso completamente la comida, Savage explica, debes masticar bien y comer lentamente. Esto también te permitirá tener un más claro entendimiento de tu saciedad para evitar comer en exceso.

6. Para de comer excesivamente

Solo porque detuviste el ayuno no significa que puedes tener un festín. Puedes comer tanto que te deje hinchada y miserable, pero eso puede arruinar el objetivo de perder peso que probablemente llevo a iniciar el AI en primer lugar. Para ponerlo simple, no es necesariamente cuanto esté en tu plato lo que te permitirá a estar lleno más tiempo, sino lo que este en tu plato en sí. Eso me lleva al siguiente consejo.

7. Provee comidas balanceadas

Proveer una abundante mezcla de proteínas, fibra, grasas saludables y carbohidratos de ayudará a deshacerte esas libras de más y mantenerte alejado del hambre intensa mientras ayunas. Según Savage, ¿Un buen ejemplo? Pollo a la parrilla con media papa dulce y espinaca salteada con ajo y aceite de oliva (de 4 a 6 onzas de proteínas).

Hertz establece que cuando se refiere a frutas, debes escoger aquellas con bajo índice glicémico, las cuales son digeridas lentamente, absorbidas y metabolizadas, causando un aumento más bajo y más lento de la glucosa en sangre. Un nivel saludable de azúcar en la sangre te ayudará a resistir el hambre y, por esto, es necesario cuando se refiere a perder libras exitosamente.

8. Explora diferentes periodos

Aunque el método 16:8 es a menudo recomendado por Hertz, ella dice que debes mirar tu estilo de vida en general para ver cual técnica de ayuno te puede sentar mejor.

Por ejemplo, si te despiertas temprano, Hertz recomienda comer durante horas tempranas, como de 10 a.m. a 6 p.m., y entonces ayunar hasta las 10 a.m. de la siguiente mañana. Recuerda: La belleza del ayuno intermitente es que puede adaptarse a ti y a tu rotuna confortable y flexiblemente.

De acuerdo con Savage, otra alternativa es terminar de comer temprano en el día y comer el desayuno tarde cada día para gradualmente incrementar tu resistencia de ayuno. Por ejemplo, cierra la cocina a las 9 p.m. y entonces no comes otra vez hasta el desayuno a las 8 a.m. Ese es un ayuno natural de 11 horas. Si es necesario, ella dice, alarga el plazo de ayuno algunas veces (por ejemplo: cierra la cocina a las 8 p.m. y desayuna a las 9 a.m.).

Importa este contenido de (nombre incrustado). En su sitio web, serás capaz de encontrar el mismo contenido en otro formato o podrás ser capaz de encontrar más detalles.

9. Mantente alejado del ayuno por 24 horas

Hertz dice que los exertos no sugieran ayunar por un día completo, ya que puede "llevar a hambre aumentada, debilidad y consumo de comida incrementado, y, por esto, ganar peso".

Si quieres perder peso, puede ser de más ayuda considerar tu ingesta total de calorías y enfocarte y disminuirlas en lugar de aguantar un ayuno por mucho tiempo (especialmente si eres el tipo de atiborrarte después). Solo analiza los estudios, añade Savage, estos indican que simplemente no hay ventajas que la restricción de calorías diarias por 24 horas.

10.   Personaliza tu rutina de ejercicios

Lo primero es lo primero: Si haces una dieta de ayuno puedes ciertamente ejercitarte. Pero (¡!) debes ser cauteloso de qué clase de movimientos estás haciendo y cuando. Savage dice: "Si estas escogiendo ejercitarte en un estado de ayuno, yo recomiendo ejercitarte en la mañana cuando tienes más energía".

Es importante notar que, en términos de Savage, si no "energizas adecuadamente tus músculos", entonces estas en un riesgo mal alto de sufrir heridas. Así que, en las mañanas de ayuno, quizá quieras intentar ejercicios de bajo impacto, como yoga o cardio de estado estable, y guardar las clases de HIIT extremo para después que hayas comido.

11.   Mantén registro de tu

progreso

Lo creas o no, asistirá a tu ayuno a mantener un registro de la comida en un diario. ¿Diario de comida para ayunar? Sip, lo escuchaste correctamente. Aunque es posible que no cuentes tantos alimentos, te permitirá medir tu progreso al activamente anotar información como cualquier sentimiento y síntoma (noveles de hambre y fatiga, entre otros, que puedan sobrevenirte a lo largo del AI).

Es crucial. Tener un ojo siempre atento para síntomas como mareos, agotamiento, irritabilidad (si es inusual), dolores de cabeza, ansiedad y dificultad de enfocarte. Considera detener tu ayuno si te encuentras con cualquier de estos. "Estas son señales de que el cuerpo entre en modo de hambre y necesita nutrientes. Y si comienzas a sentirte con más frio de lo usual", ella dice, "es aún más alarmante y debes detener el ayuno. Se paciente".

A tu cuerpo probablemente le tomará tiempo acostumbrarse al ayuno, y tal vez te sientas más hambriento y más débil de lo normal. Así que no enloquezcas si tienes una semana de estas (menos graves) sensaciones. Sin embargo, si estas complicaciones duran mucho y sufres síntomas como el mareo arriba descrito, Savage recomienda que descartes la dieta e intentes algo más para ayudarte a alcanzar tus metas. No vale la pena ponerse enfermo por cualquier cantidad de libras perdidas.

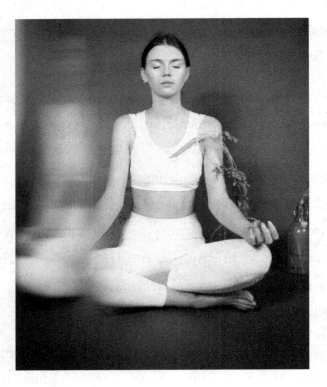

CAPÍTULO 7.
LA MEJOR RUTINA DE EJERCICIOS PARA LA LONGEVIDAD

Aquí está la rutina para optimizar la longevidad que Longo recomienda:

Caminar rápido cada día por una hora

Esto no necesita ser todo de una vez. Por ejemplo, si la estación de tren queda a una caminata de 15 minutos de tu casa, haz eso cada vez que vayas, ya allí son 30 minutos al día. Entonces selecciona un café que quede a 15 minutos de tu oficina y visítalo cada día. Estos ejemplos pueden no aplicarse a ti exactamente, pero entiendes la idea de descubrir cada día áreas a done puedas caminar. Camina a todos lados, incluyendo lugares lejanos en los fines de semana, intenta dejar tu carro todo el fin de semana en el garaje o en el estacionamiento.

Practicar de 2.5 a 5 horas a la semana de ejercicio aeróbicos

Correr, ciclismo o natación son buenas opciones, pero no es importante que forma de ejercicio prefieras. El truco es trabajar tu cuerpo al punto de sudoración y respiraciones rápidas. Usar una bicicleta estacionaria y una bicicleta normal (pasea fuera cuando el clima lo permita, de otra forma usa la de dentro) es una forma fácil de conocer este umbral de ejercicio y ponte la meta de ir en bicicleta todos los días de 30 a 40 minutos, y un total de 2 horas los fines de semana.

Para fortalecer todos los músculos, usar ejercicios de fuerza o ejercicios sin fuerza

Esta puede ser la rutina clásica de entrenamiento, pero cuando tomas las escaleras en lugar del elevador (¡Longo sugiere siempre tomar las escaleras!), camina en lugar de conducir, haz crecer comida en tu jardín en lugar de comprarla y hacer todo el trabajo físico alrededor de la casa en lugar de contratar a alguien para que lo haga por ti, tus músculos se pondrán más fuertes.

Consume al menos 30 gramos de proteína en una sola comida dentro de 1 o 2 horas para optimizar el desarrollo de los músculos mientras participas en sesiones de entrenamiento con peso.

Investigaciones revelan que muchos de los impactos beneficiosos son causados por las primeras 2.5 horas, en términos de que tanto te ejercitas cada semana. Un estudio australiano que involucró a 200.000 personas entre las edades de 45 a 75 años, demostró que aquellos que se ejercitaban al menos 2.5 a la semana (de nivel moderado a intenso) tenían una reducción de 47% en la mortalidad general. Hacer hasta 5 horas a la semana contribuye a reducir la mortalidad en un 54%. Las oportunidades de morir bajaron otro 9% al asegurarse que dichas operaciones entraban en una categoría vigorosa.

Otra importante investigación involucrando más de 650.000 individuos en los Estados Unidos y Europa, encontró que la mortalidad disminuyo un 31% para los individuos que se ejercitan a una intensidad moderada por al menos 2.5 horas a la semana (o por más de 75 minutos a una intensidad vigorosa). Las posibilidades de morir se redujeron un 37% al aumentar el ejercicio total a 5 horas a intensidad moderada (o 2.5 horas a niveles intensos).

Caminar rápido o trotar lento (más rápido que 4 millas por hora o 6,44 kilómetros por hora), ciclismo (de 10 a 12 millas por hora o de 16 a 19 kilómetros por hora) o la jardinería son ejemplos de ejercicio moderado. Subir escaleras o escalar, ciclismo (a más de 12 millas por hora o de 16 kilómetros por hora), jugar futbol o trotar son ejemplos de ejercicios físicos (más rápido de 6 milla por hora o 9,66 kilómetros por hora).

Hay ciertamente algunos beneficios extra hasta las 5 horas del ejercicio a la semana, con alguno de los ejercicios siendo hechos en el rango vigoroso. Pero después de las 2.5 horas, los beneficios declinan, y al pasar el límite de 5 horas a la semana no debes exceder el límite de tu cuerpo. Exceso de ejercicio puede dañar tus rodillas, caderas y articulaciones con el tiempo. No quieres que tu cuerpo se agote prematuramente.

Mi rutina involucra una corrida casual de 30 minutos en la mañana, alrededor de cinco días a la semana. Por esto, gracias a mi corrida mañanera, obtengo 2.5 horas de ejercicio moderado a la semana. Entonces añado algunos ejercicios vigorosos al jugar squash por una hora y caminar al club y de regreso por 15 minutos cada vez. Estoy escribiendo esto desde un café ahora, que está a 15 minutos de caminata de mi casa. Cuando regrese a casa, en adición a mi sesión de squash por una hora, habré caminado un total de una hora. En un entorno transitable, ¡le doy un gran valor a la vida!

En el área de entrenamiento de fuerza, mi rutina es liviana o ligera. Cada día, hago 145 flexiones, pero de otra forma, no hago ningún tipo de entrenamiento de fuerza. Squash es un entrenamiento de cuerpo completo, pero me gustaría añadir un poco más de entrenamiento de fuerza en la parte superior del cuerpo para asegurarme de que mis músculos permanezcan fuertes a mi edad.

Considero que ejercitarse regularmente es una mejora del rendimiento eficaz y ahora sé cómo ejercitarme para promover una larga vida saludable.

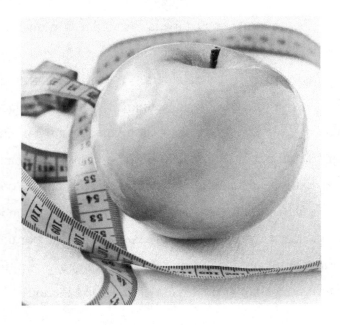

CAPÍTULO 8.
LISTA DE COMIDAS DEL AYUNO INTERMITENTE: ¿CÓMO ESCOGER LAS MEJORES COMIDAS?

Durante el ayuno intermitente, alimentarse es más sobre ser saludable que simplemente perder peso rápido. Por esto, seleccionar comidas ricas en nutrientes como vegetales, frutas, proteínas magras y grasas saludables es críticamente más importante.

La lista de comidas para el ayuno intermitente permitidas incluye:

1. Proteínas

0,8 gramos de proteínas por kilogramos del peso corporal es la ingesta diaria recomendada (IDR) para las proteínas. Dependiendo de tus objetivos de salud y niveles de operación, tus requerimientos pueden variar.

Al reducir el consumo de energía, incrementando la saciedad y mejorando el metabolismo, la proteína de ayuda a perder peso.

Además, el consumo aumentado de proteínas ayuda a crear músculos cuando es combinado con ejercicios de fuerza. Como los músculos queman más calorías que grasa, tener más músculos en el cuerpo naturalmente aumenta el metabolismo.

Un estudio reciente indica que, en hombres saludables, tener más músculos en tus piernas de ayudará a reducir el desarrollo de grasa abdominal.

La lista de comidas de ayuno intermitente para las proteínas incluye:

- Aves y pescado.
- Mariscos.
- Huevos.
- Productos lácteos como yogurt, leche y queso.
- Frijoles y legumbres.

- Soja o soya.

- Semillas y nueces.

- Granos integrales.

2. Carbohidratos

45 a 65% de las calorías diarias deben venir de los carbohidratos, de acuerdo con la ingesta diaria recomendada (IDR).

Los carbohidratos son la mayor fuente de nutrición de tu cuerpo. Las otras dos son grasa y proteínas. Los carbohidratos vienen en diferentes formas. Azúcar, carbohidratos y almidón son las más notables entre ellas.

Los carbohidratos por causar aumento de peso también tienen una mala reputación. No todos los carbohidratos, sin embargo, son producidos igualmente y no son necesariamente engordantes. Del tipo y la cantidad de carbohidratos que comas dependerá si ganas o no peso.

Asegúrate que las comidas que seleccionas sean altas en fibra y almidón, pero bajas en azúcar.

Un estudio de 2015 indica que consumir 30 gramos de fibra cada día guiará a pérdida de peso, niveles de glucosa mejorados y disminución de la presión sanguínea.

No es una lucha cuesta arriba obtener 30 gramos de fibra de tu dieta. Al consumir un sándwich básico con huevo, cebada mediterránea con garbanzos, mantequilla de maní con manzana y enchiladas con pollo y frijoles negros, puedes obtenerlos.

La lista de comidas de ayuno intermitente para los carbohidratos incluye:

- Papas dulces.
- Quinua.
- Avena.
- Remolachas.
- Arroz integral.
- Mangos.
- Manzanas.
- Bayas.
- Bananas.
- Frijoles.

- Peras.

- Zanahorias.

- Brócoli.

- Coles de Bruselas.

- Aguacate.

- Almendras.

- Garbanzos.

- Semillas de chía.

3. Grasas

Grasas deben contribuir del 20 al 35% de tus calorías diarias, de acuerdo con la ingesta diaria recomendada (IDR) de 2015-2020. Más significativamente, grasas saturadas no deben hacer más del 10% de las calorías diarias.

Grasas, dependiendo de la forma, pueden ser buenas, pobres o simplemente medias.

Grasas trans puede aumentar el riesgo de enfermedades al corazón. El punto de vista de los expertos en el tema, varia. Comer estas con moderación es sabio. Altos niveles de grasas saturadas son presentados en forma de carnes rojas, leche entera, aceite de coco y productos horneados.

Las grasas monoinsaturadas y poliinsaturadas proveen grasas saludables. Estas grasas pueden reducir el riesgo de enfermedades al corazón, disminuir la presión sanguínea y disminuir los niveles de grasa en la sangre.

Las fuentes ricas en estas grasas incluyen el aceite de oliva, el aceite de cacahuate, aceite de canola, aceite de cártamo, aceite de girasol y aceite de soja.

La lista de comidas de ayuno intermitente para las grasas incluye:

- Aguacates.
- Quesos. Moderados
- Nueces.
- Huevos enteros.
- Chocolate negro u oscuro.
- Semillas de chía.
- Pescado grasoso.
- Yogurt con toda la grasa.
- Aceite de oliva extra virgen (AOEV).

4. Para un intestino sano

Un creciente cuerpo de evidencia sugiere que el secreto para tu bienestar general es tu salud intestinal. Tu intestino tiene billones de bacterias conocidas como microbiota, los cuales nos usan como su hogar.

Estas bacterias perjudican tu salud intestinal, digestión y salud mental. En muchos desordenes crónicos, estos pueden jugar un rol principal.

Así que, particularmente cuando estás haciendo ayuno intermitente, debes tomar en cuenta a estos pequeños bichos en tu estómago.

La lista de comidas de ayuno intermitente para un intestino saludable incluye:

- Todos los vegetales.
- Kéfir.
- Vegetales fermentados.
- Kimchi.
- Miso.
- Chucrut.
- Kombucha.

- Tempeh.

Estas comidas también te ayudarán a perder peso, en conjunto con mantener tu intestino libre al:

- Reducir la absorción de grasa del intestino.
- Incrementar la excreción a través de las heces de la grasa ingerida.
- Reducir el consumo de calorías.

5. Hidratación

Los fluidos diarios recomendados, de acuerdo con la Academia Nacional de Ciencias, Ingeniería y Medicina es:

- Alrededor de 3,7 litros (15,5 tazas) para hombres.
- Alrededor de 2,7 litros (11,5 tazas) para mujeres.

Los fluidos incluyen agua, así como comidas que contienen agua y brebajes.

Durante el ayuno intermitente, permanecer hidratado es importante para tu salud. Dolores de cabeza, cansancio extrema y mareos pueden ser causados por la deshidratación. La deshidratación puede hacer estos efectos secundarios del ayuno intermitente peores e incluso extremos si todavía estas lidiando con ellos.

La lista de comidas de ayuno intermitente para hidratarte incluye:

- Agua.
- Café negro o té.
- Agua con gas.
- Patilla.
- Cantalupo.
- Duraznos.
- Fresas.
- Naranjas.
- Lechugas.
- Pepinos.
- Leche desnatada.
- Apio.
- Yogurt natural.
- Tomates.

Interesantemente, beber un montón de agua de ayudará con la pérdida de peso también. Un estudio revisado en

2016 reportó que la hidratación apropiada te ayudará a perder peso al:

- Disminuir tu apetito o el consumo de comida.
- Aumentar de la quema de grasa.

Para las grasas (75% de tus calorías diarias)

- Nueces.
- Quesos.
- Aguacates.
- Huevos enteros.
- Chocolate negro u oscuro.
- Semillas de chía.
- Aceite de oliva extra virgen (AOEV).
- Pescado grasoso.
- Yogurt con toda la grasa.

Para las proteínas (20% de tus calorías diarias)

- Huevos.
- Aves y pescado.
- Mariscos.
- Semillas y nueces.

- Productos lácteos como yogurt, leche y queso.
- Soja o soya.
- Frijoles y legumbres.
- Granos integrales.

Para los carbohidratos (5% de tus calorías diarias)

- Remolachas.
- Papas dulces.
- Quinua.
- Arroz integral.
- Avena.

Ayuno intermitente vegetariano

La lista de comidas para el ayuno intermitente vegetariano incluye:

Para las proteínas

- Semillas y nueces.
- Productos lácteos como yogurt, leche y queso.
- Frijoles y legumbres.
- Granos integrales.
- Soja o soya.

Para los carbohidratos

- Remolachas.
- Papas dulces.
- Quinua.
- Arroz integral.
- Bananas.
- Avena.
- Mangos.
- Manzanas.
- Frijoles.
- Peras.
- Bayas.
- Zanahorias.
- Brócoli.
- Coles de Bruselas.
- Aguacate.
- Almendras.
- Garbanzos.
- Semillas de chía.

Para grasas

- Nueces.
- Quesos.
- Aguacates.
- Semillas de chía.
- Yogurt con toda la grasa.
- Chocolate negro u oscuro.
- Aceite de oliva extra virgen (AOEV).

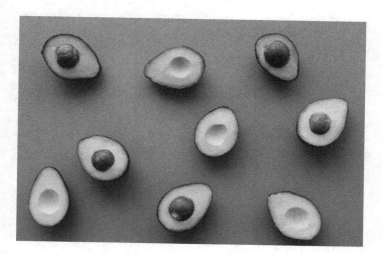

el tiempo pasa y cambia nuestros cuerpos. Nuestro bienestar del día a día es como el clima, más o menos. El frio viene y va, como los días soleados o las tormentas vienen, como los resfriados, dolores y molestias, ampollas y granos. Aunque nuestra salud en general es más como el medio ambiente. Es un conjunto de diferentes variables (biológicos, oportunidades y elecciones de estilo de vida que tomamos) y a la larga, tienen grandes efectos en nuestra vida.

Los 50 significan la menopausia para la mayoría de las mujeres. Pero no es solo una pausa en absoluto. La menopausia luce más como una transición. Tus niveles de hormonas se mueven y cambian, y tu cuerpo se mueve en un nuevo estado de equilibrio saliendo de sus años de llevar niños. Pero muchas mujeres pasan por una montaña rusa de efectos de la menopausia antes de lograr ese equilibrio. Puedes experimentar sofocones y sudores durante este tiempo, sueño interrumpido y estrés, cambios de humor, irritabilidad o depresión.

Al disminuir tus niveles de la hormona de estrógeno en tu cuerpo, también puedes notar otros cambios. Reducida lubricación vaginal puede hacer difícil, incluso doloroso, tener relaciones sexuales y aumenta tu riesgo de tener infecciones de orine y vaginales. Los bajones de estrógeno también causan que se pierda la densidad de los huesos (poniéndote en riesgo de osteoporosis) y ha estado asociado con ganancia de grasa abdominal.

La grasa abdominal puede aumentar tu riesgo de enfermedades de corazón, diabetes y cáncer. Tal vez necesites aumentar tus ejercicios y bajar tu ingesta calórica para perder este peso. Durante esta década, tu riesgo de cáncer colorrectal aumenta, por lo que detectarlo se vuelve importante.

Músculos pélvicos débiles pueden jugar un rol importante en problemas de orine como incontinencia y una condición llamada prolapso pélvico es la consecuencia para algunas mujeres. Más propensas a esto son las mujeres que son obesas y han tenido hijos. El exceso de peso puede poner a una mujer en riesgo de desarrollar fibromas uterinos, que son tumores con cancerígenos que crecen, pero frecuentemente se encogen después de desarrollarse en los años antes t durante la menopausia. Sangrados fuertes, dolor durante el coito, orinar frecuentemente y sensación de plenitud pélvica son señales de fibrosis.

¿Alimentando un apetito por los 50 y tantos? Tu cuerpo cambiante puede necesitar menos calorías mientras transitas por la menopausia. El mismo tiempo, puedes afrontar metabolismo disminuido y volverte más susceptible a la grasa abdominal. Cambia las comidas altas en grasa por alternativas con menos grasa y divídelas en fuentes de proteína como pollo, pescado, frijoles o quinua. Aumentar tu ingesta de frutas y vegetales y promover colesterol y digestión saludable con mucha fibra da a tu cuerpo una ganancia de antioxidantes.

9 781801 918299